Walter – Lang

Psychiatrische Notfälle

W0193444

Walter – Lang

Psychiatrische Notfälle

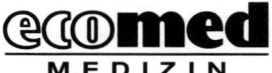

Bibliografische Informationen der Deutschen Nationalbibliothek
Die Deutsche Nationalbibliothek verzeichnet diese Publikation in der Deutschen Nationalbibliografie; detaillierte bibliografische Daten sind im Internet über <http://www.dnb.de> abrufbar.

Bei der Herstellung des Werkes haben wir uns zukunftsbewusst für umweltverträgliche und wiederverwertbare Materialien entschieden.

ISBN 978-3-609-10053-1

E-Mail: kundenservice@ecomed-storck.de

Telefon: 089/2183-7928
Telefax: 089/2183-7620

1. Auflage 2016
© 2016 ecomed MEDIZIN, eine Marke der ecomed-Storck GmbH, Landsberg am Lech

Walter – Lang
Psychiatrische Notfälle

www.ecomed-storck.de

Privatdozent Dr. med. Marc Walter
Chefarzt Erwachsenenpsychiatrische
Klinik und stellvertretender Klinik-
direktor Privatklinik
Universitäre Psychiatrische Kliniken
Basel
Wilhelm Klein-Straße 27
CH-4012 Basel

Professor Dr. med. Undine Lang
Klinikdirektorin Erwachsenen-
psychiatrische Klinik und Privatklinik
Universitäre Psychiatrische Kliniken
Basel
Wilhelm Klein-Straße 27
CH-4012 Basel

Dieses Werk, einschließlich aller seiner Teile, ist urheberrechtlich geschützt. Jede Verwertung außerhalb der engen Grenzen des Urheberrechtsgesetzes ist ohne Zustimmung des Verlages unzulässig und strafbar. Dies gilt insbesondere für Vervielfältigungen, Übersetzungen, Mikroverfilmungen und die Einspeicherung und Verarbeitung in elektronischen Systemen.

Projektmanagement: Dr. med. Aleksandra Herold
Satz: abavo GmbH, 86807 Buchloe
Druck: Kessler Druck + Medien, 86399 Bobingen

Inhaltsverzeichnis

Vorwort

Dieses Buch richtet sich an alle Kolleginnen und Kollegen, die in der Klinik oder auch in der Praxis mit psychischen Störungen und akuten und schwierigen Situationen mit ihren Patienten und Patientinnen konfrontiert sind. In der Praxis ist es bei allen psychiatrischen Notfällen besonders wichtig, rasch die richtigen Entscheidungen zu treffen, um die geeigneten diagnostischen und therapeutischen Maßnahmen einzuleiten.

Das Besondere an der Notfall- oder Akutpsychiatrie ist, dass durch ein solides Grundlagenwissen medizinischer Notfälle und der Psychopathologie auch mit wenig Wissen und anamnestischen Angaben über die Vorgeschichte und mögliche vorliegende Erkrankungen eine gute Erstversorgung der Patienten in der Psychiatrie möglich ist. Für psychiatrische Notfälle brauchen Sie zudem nur ganz wenige Medikamente, mit denen Sie in der Erstversorgung auskommen. Das Buch ist bewusst in einer gut verständlichen Sprache geschrieben und die häufigen Syndrome, Störungsbilder und Differenzialdiagnosen sind hier besonders hervorgehoben. Es orientiert sich an den verschiedenen auftretenden Syndromen, die nach einer Begriffserklärung in Diagnosen und Behandlung unterteilt beschrieben werden.

In der Psychiatrie arbeiten wir vor allem auch in der Beziehung zu unseren Patienten mit dem Gespräch. Gerade in der Notfallpsychiatrie ist die Beziehungsaufnahme und der spezifische Umgang entscheidend, um mit der Erstversorgung einen guten therapeutischen Kontakt zu jedem Patienten herzustellen, der entscheidend dafür ist, ob die sich anschließende Behandlung erfolgreich sein wird. Haltung und Umgang unterscheiden sich je nach vorliegendem Syndrom und Störungsbild.

Wir hoffen, dass es uns gelungen ist, mit dem vorliegenden Buch einen gut fundierten und ausgewogenen Überblick über diesen wichtigen Bereich der Psychiatrie zu präsentieren und wünschen uns, dass das Buch bei den Lesern auf Interesse und Zustimmung stößt.

Basel,
im Dezember 2015

Marc Walter
und
Undine E. Lang

1 Notfallintervention

Die gute Nachricht zuerst: Den psychiatrischen Notfall gibt es in der Regel nicht.

Das ist vielleicht der Grund, warum psychiatrische Oberärzte als eine der wenigen medizinischen Disziplinen keine Vor-Ort-Präsenzpflicht haben. Obwohl ca. 15 % der Notarzteinsätze aufgrund von psychiatrischen Erkrankungen erfolgen (Kardels et al. 2003), liegt die Dringlichkeit des Interventionsbedarfes in der Regel beim internistischen und/oder chirurgischen Feld. Hier erfolgt nicht selten eine Stigmatisierung psychiatrischer Patienten, die trotz potenziell lebensbedrohlicher körperlicher Erkrankungen und dem erklärten Willen, somatisch behandelt werden zu wollen, in die Psychiatrie verlegt werden.

Die häufigsten psychiatrischen Krankheitsbilder, mit denen Notärzte zu tun haben

- Alkoholintoxikation (ca. 32 %)
- Suizidalität (ca. 17 %)
- Alkoholentzugssyndrome (ca. 11 %)
- Hyperventilation (ca. 10 %)
- Drogennotfälle (ca. 9 %)
- Akute Belastungsreaktion (Trauma) (ca. 3 %)
- Depressionen (ca. 2 %)
- Psychosen (ca. 2 %)
- Psychiatrische Erkrankung als Begleiterscheinung (ca. 35 %)

Oft sind es Intoxikationen bei einer Drogenabhängigkeit, die jedoch seit Jahren besteht, die einer Überwachung bedürfen, Versorgung von Schnittverletzungen und Infektionen bei persönlichkeitsgestörten Patienten, die häufig chronisch suizidal sind, eine entgleiste metabolische Situation oder Fraktur beim psychotischen Patienten, der sein Umfeld bedroht und in der Regel seit Monaten wahnhaft ist, oder eine Magenblutung eines alkoholabhängigen Patienten, der seit Jahren nicht mehr abstinent sein kann. Auch der demenzkranke

Patient, der im Nachthemd in den Aufzug uriniert hat, wirkt zwar akut hilflos, de facto ist die psychische Situation jedoch wahrscheinlich durch zusätzliche körperliche Herausforderungen wie einen Harnwegsinfekt, Mesenterialinfarkt oder eine Exsikkose internistisch provoziert. Auch die Dame mit der akuten Hyperventilationstetanie und Brustschmerzen bei bestehender Panikstörung wurde eventuell schon mehrmals internistisch untersucht und wieder heimgeschickt, kann aber trotzdem in genau diesem Fall eine Lungenembolie haben.

Die zugrunde liegenden psychiatrischen Erkrankungen für Notarzteinsätze sind definitionsgemäß also mindestens wochenlang und in der Regel monate- bis jahrelang bestehend. Umgekehrt jedoch wird bei bestehender psychiatrischer Erkrankung die internistische Behandlungsbedürftigkeit oft vernachlässigt, unterschätzt und/oder ignoriert.

Patienten mit Psychosen und Suchterkrankungen haben oft ein verringertes Schmerzempfinden (bei Psychose ist die Ursache dafür ungeklärt, bei Sucht ist es die begleitende Polyneuropathie und/oder Schmerzmittelabusus etc.). Stumme Infarkte zum Beispiel sind bei alkoholabhängigen Patienten nicht selten. Zusätzlich werden psychiatrische Patienten ihre Symptome eher bizarr schildern und damit die „Ein-Fall-für-die-Psychiatrie"-Maschinerie auslösen. Auch das ist einer der anzunehmenden Gründe für die erniedrigte Lebenserwartung psychiatrischer Patienten.

Leider werden psychiatrische Patienten trotz des proaktiven Aufsuchen von internistischen Rettungsstellen immer wieder in die Psychiatrie verwiesen, wo ihre körperlichen Symptome wiederum aufgrund von teilweise auch fehlender Kompetenz entweder nicht bemerkt und/oder nicht richtig behandelt werden.

Suizidalität bei einer Borderline-Persönlichkeitsstörung ist ein chronischer Zustand, Wahnhaftigkeit bei einer Psychose entwickelt sich über Monate und auch eine Alkoholabhängigkeit, die zu Impulskontrollstörungen führt, hat sich über Jahre entwickelt. Trotzdem werden psychiatrische Patienten bei Angabe von Schmerzen in psychiatrische Kliniken geschickt. Das ist aus psychiatrischer Sicht ungefähr so, wie wenn ein Patient mit einem akuten Knochenbruch in die Dermatologie verlegt wird, weil er eine Psoriasis hat.

Auch wenn Angehörige und ein engagiertes Umfeld in der Einsatzsituation meist suggerieren, dass psychiatrischer Handlungsbedarf innerhalb von Minuten besteht, so werden die meisten Patienten vielerlei Erfahrungen mit psychiatrischen Einweisungen zu verschiedensten Zeitpunkten aufweisen und beurteilen können, ob ihre Schmerzsymptomatik oder ihre Ängste gerade im Vordergrund stehen. Auch die Psychiater wissen, dass der Einweisungsanlass eher der Sensibilität der Umwelt entspricht als dem tatsächlichen Schweregrad bzw. Akuitätsgrad der Erkrankung.

Es gibt also keinen Grund, eine psychiatrische Akutsituation hektisch und/oder schnell zu lösen. Ein Patient, der monatelang einen Verfolgungswahn hat, muss nicht innerhalb von wenigen Minuten zwangsmediziert werden, um symptomfrei zu sein. Ein Patient, der jede Woche dreimal selbstverletzendes Verhalten in Form von Schneiden und Ritzen zeigt, muss nicht innerhalb von Minuten überwacht werden und ein Suchtpatient muss sich nicht zu jedem Zeitpunkt notfallmäßig einer Entzugsbehandlung unterziehen.

Psychiatrische Erkrankungen sind Erkrankungen, deren Herausforderung vor allem darin besteht,

- einen Patienten einzubeziehen und
- zu einer Mitarbeit zu motivieren,
- ein therapeutisches Bündnis herzustellen und
- eine Absprachefähigkeit und gemeinsame Therapieentscheidung zu gewährleisten.

Diese gemeinsamen Entscheidungen können auch bedeuten, dass jemand keine psychiatrische Therapie wünscht. Sie können vor allem auch bedeuten, dass eine internistische Behandlung vorrangig sein kann. Gelingen diese gemeinsamen Therapieentscheidungen, kann

man destruktive und potenziell traumatisierende Zwangsmaßnahmen vermeiden und eine lang anhaltende Adhärenz erzielen. Gelingen sie nicht, werden auch Zwangsmaßnahmen und Sicherungs-
maßnahmen keinen Erfolg erzielen, sondern eher zu einer Reaktanz
des Patienten führen, nämlich Ablehnung von Eigenverantwortung,
Boykottieren der Therapie, fehlendes Berichten über Suizidalität oder
Fremdgefährdung aus Angst vor negativen Konsequenzen, heimli-
ches Absetzen der Medikation, fehlendes Berichten über Beikonsum
etc.

Tatsächlich zeigen Studien, dass psychiatrische Patienten vor allem
eine wirksame Therapie wünschen, Nebenwirkungen und Vorerfah-
rungen sind für sie zweitrangig, wenn man ihre Absetzraten analy-
siert. Patienten wünschen außerdem vor allem einen fürsorglichen,
freundlichen und optimistischen Arzt. Anders ist es bei Psychiatern,
die vor allem nach eigener Vorerfahrung und Nebenwirkungen eine
Therapie auswählen, sie erachten die Art des Umgangs als eher un-
wichtig. Hier gibt es viel Verbesserungsbedarf. Selbst bei Zwangsbehandlungen kann eine kurze Aufklärung und das Aufzeigen von Alternativen vor der Behandlung die Compliance nach der Behandlung
verbessern.

Insgesamt ist die psychiatrische Behandlung sehr erfolgreich, wenn
Patienten sie tatsächlich in Anspruch nehmen, und kann dann viele
Lebensjahre retten und eine hohe Lebensqualität erzeugen. Ver-
gleicht man etwa die Effizienz von psychiatrischen Medikamenten
mit der von internistischen Medikamenten, dann sind die psychiatrischen Medikamente mindestens genauso wirksam, ja teilweise sogar
wirksamer (Leucht et al. 2012). Auch die Weiterentwicklung wissen-
schaftlicher Untersuchungen vieler Psychotherapieverfahren in großer Fallzahl hat bewirkt, dass hier eine echte mindestens ebenso
wirksame Therapiealternative zur Medikation besteht, die in ihrer
Wirksamkeit etwa in der Größenordnung einer Bypasschirurgie fungiert (Huhn et al. 2014).

Im Erstkontakt einer Notfallsituation ist das Wichtigste ein möglichst genaues Zuhören und Nachfragen. Studien haben ergeben, dass nur zwei Minuten durchgehendes Zuhören die Diagnosen verbessern und Vertrauen beim Patienten schaffen.

Wichtig ist auch,

- ruhig zu werden, wenn Patienten unruhig sind,
- sich eher zu setzen, wenn jemand aufsteht,
- sich auf gleiche Augenhöhe zu begeben,
- leise zu werden, wenn Patienten laut sind,
- entspannt zu werden, wenn Patienten Angst haben und
- freundlich, fürsorglich und hilfsbereit zu reagieren, wenn Patienten aggressiv sind.

Einen groben Überblick über psychiatrische Syndrome bietet nachfolgende *Abb. 1.1*, die einen Hinweis geben kann, wie man einzelne Krankheitsbilder ausschließen und mit wenigen Fragen ein Interview zu einer Diagnose leiten kann.

Bei eskalierten Situationen ist Normalität am wichtigsten. Ein Sprechen über Wünsche und Anliegen des Patienten, Hunger oder Durst, Angebote zu Hilfestellungen, die durch eine Behandlung erfolgen können (Sozialarbeiter für Wohnungssituation, Beschaffung Geld etc.) und Ideen zur Behandlung von Kernsymptomen (Schlafmittel etc.) bieten eine Möglichkeit zur vertrauensbildenden und teilnehmenden Haltung. Gedächtnisstörungen und Wahnsymptome können durch unverfänglichere Fragen in angespannten Situationen idealerweise umschifft werden.

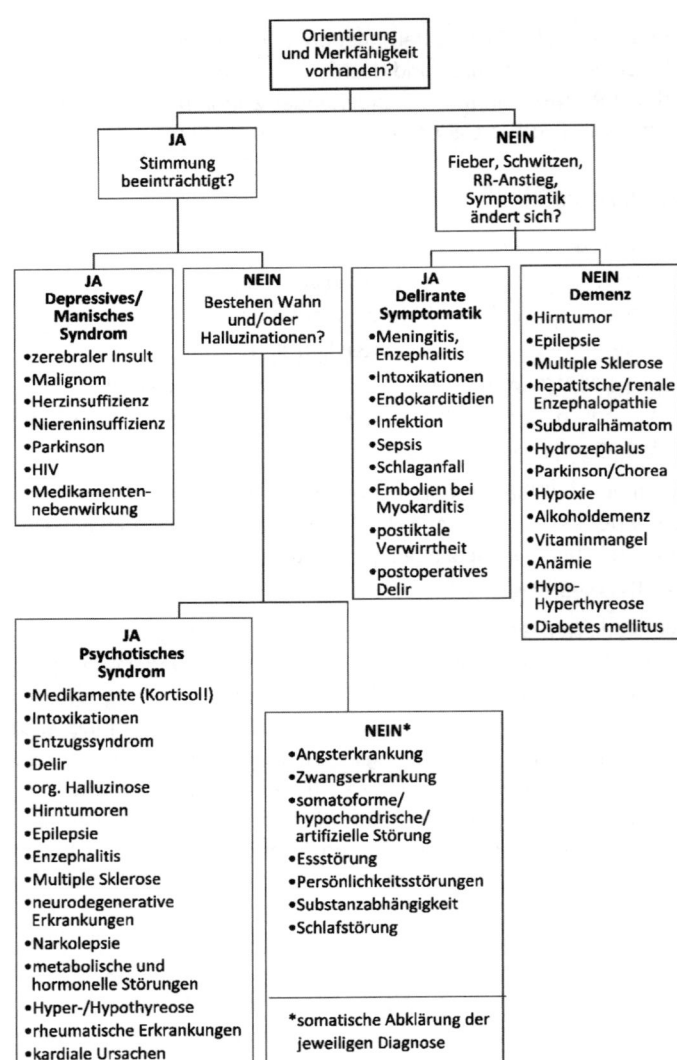

Abb. 1.1: Psychiatrische Syndrome und häufige Ursachen

2 Einweisungsrichtlinien

2.1 Allgemeine medizinrechtliche und ethische Grundlagen

Das **Arzt-Patienten-Verhältnis** beruht nicht nur auf Vertrauen, sondern es hat auch eine juristische Basis. Pflichten und Rechte von Patient und Arzt werden je nach Land geregelt:

a) mittels einer Charta (z. B. Großbritannien, Frankreich),

b) in einem speziellen Patientenrechts-Schutz-Gesetz (Norwegen, Finnland, Dänemark, Island, Niederlande). Deutschland: Patientenrechtegesetz von 2013 mit §§ 630 d und e BGB),

c) durch verschiedene Gesetze (z. B. Haftungsrecht, ärztliches Berufsrecht, Arzneimittelrecht, Krankenversicherungsrecht u. a. m.), welche durch Rechtsprechung und rechtswissenschaftliche Literatur interpretiert werden (Deutschland, Schweiz und Österreich).

Ärztliches Handeln sollte allgemein auf den **4 medizinethischen Prinzipien** basieren: Selbstbestimmung ("autonomy") des Patienten, Handeln zum Wohle des Patienten ("beneficience") und um Schaden zu vermeiden bzw. abzuwenden ("nonmaleficience") sowie Gerechtigkeit/Fairness ("justice").

Aus diesen ethischen Prinzipien leiten sich die **Regeln der ärztlichen Kunst** ab. Es besteht eine Gewährleistungspflicht von:

1. Selbstbestimmung/Autonomie des Patienten, ermöglicht durch gute Information, Aufklärung und Beratung.

2. Gute, sichere und wissenschaftlich abgestützte Behandlungsqualität.

3. Gute Organisation der Behandlung durch die Leistungserbringer.

4. Datenschutz und Einsichtsrecht in Behandlungsunterlagen.

Je nach Behandlungsform sind unterschiedliche Rechtsgrundlagen anzuwenden. Unterschieden werden die Behandlungen:

a) in der **Arztpraxis** eines niedergelassenen Arztes,
b) in einem **öffentlichen Krankenhaus**/Spital (Träger: Gemeinwesen),
c) in einem **Privatspital/-klinik mit angestellten Ärzten,**
d) in einem **Privatspital/-klinik mit Belegärzten,**
e) in einem **Pflege- oder Wohnheim.**

Ad a) **Die Arztpraxis** (Österreich: Ordination) eines niedergelassenen, frei praktizierenden Arztes gilt als freiberuflicher Wirtschaftsbetrieb. Für die Behandlung schließt der Patient mit dem Arzt einen Vertrag ab. (Deutschland: Dienstvertrag mit Leistungen höherer Art, §§ 611 ff. BGB; Österreich: freier Dienstvertrag, § 49 Abs. 2 ÄrzteG 1998; Schweiz: einfacher Auftrag, 29 Art. 394–406 OR).

Der freiberufliche Arzt hat keine ganz uneingeschränkte Freiheit, welche Aufträge er übernimmt und welche Patienten er behandelt, da eine allgemeine Berufspflicht zur Übernahme erbetener Behandlung besteht. Liegt ein Notfall vor oder fordert es das in seiner Region geltende Recht, dann ist er sogar immer verpflichtet, die Behandlung zu übernehmen.

Nicht in jedem Fall ist der Arzt an die Weisungen und Wünsche der Patienten gebunden. Er muss ihnen nur nachkommen, wenn die Behandlung medizinisch indiziert ist und den allgemein anerkannten ärztlichen Regeln entspricht. Der Arzt hat freie Methodenwahl, muss den Patienten aber vorab über die gewählte Methode und Alternativmethoden aufklären.

Bei telefonischen Anfragen aus dem sozialen Umfeld (Angehörige, Freunde, Arbeitskollegen oder Arbeitgeber, Nachbarn) eines potenziell Erkrankten sollte den Anrufern angeboten werden, dass der potenziell Erkrankte in Arztpraxis, Poliklinik/Ambulatorium oder auf der Notfallstation, wohin er begleitet werden sollte, befragt und untersucht wird.

Bei möglicher Gefahr im Verzug sollte den Anrufern empfohlen werden, die Polizei oder aufsuchende Notfall- und Rettungsdienste zu requirieren. Ruft ein Patient selbst an und kündigt z. B. seinen Suizid an, sollte die Polizei informiert werden, welche den Rettungsdienst hinzuziehen kann.

Der Arzt muss die notwendigen Kenntnisse und Fertigkeiten für die Behandlung seiner Patienten haben. Er schuldet dem Patienten aber keinen Behandlungserfolg, weil die komplexen Abläufe im menschlichen Körper und die Folgen von medikamentösen oder anderen Eingriffen nicht immer völlig vorhersehbar und beherrschbar sind und jede Behandlung Gefahren und Risiken birgt. Der Arzt ist verpflichtet, medizinische und ärztliche Leistungen mit der gebotenen Sorgfalt zu erbringen, nach bestem Wissen und Gewissen und „lege artis" nach den Regeln der ärztlichen Kunst. Es gelten für seine Tätigkeit zudem allgemeine und berufsrechtliche Vorschriften über Qualitätsstandards, Fortbildung, Haftung und Berufsgeheimnis.

Insbesondere das **Berufsgeheimnis,** d. h., die ärztliche Schweigepflicht/Verschwiegenheitspflicht ist unabdingbar im Behandlungsverhältnis für den Schutz des persönlichen Lebens- und Geheimnisbereichs (Privatsphäre). Sie erstreckt sich nicht nur auf alles, was der Patient („Geheimnisherr") betreffend seines Gesundheitszustandes dem Arzt („Geheimnisträger") anvertraut sowie auf das, was der Arzt im Rahmen seiner Tätigkeit erfährt, sondern auch auf personenbezogene und andere Daten.

Die Schweigepflicht erlischt nicht mit dem Tod des Patienten.

Ärzte sind gesetzlich verpflichtet, dieses Berufsgeheimnis zu wahren. Verletzungen der Schweigepflicht sind rechtswidrige Handlungen, die strafrechtlich verfolgt werden können (Deutschland: § 203 Abs. 1 StGB, Österreich: § 54 AerzteG, Schweiz: Art. 321 StGB, Art. 40 Buchstabe f MedBG).

Auch zivilrechtlich haftet der Arzt für Schäden, die dem Patienten aufgrund einer Verletzung der Schweigepflicht entstanden sind. Ferner kann die Standesorganisation gegen den fehlbaren Arzt ein Verfahren eröffnen.

Ein **Recht zur Offenbarung** besteht nur, wenn:

- der Arzt vom Patienten ausdrücklich von der Schweigepflicht entbunden wurde,
- ein rechtfertigender Notstand vorliegt, z. B. wenn gegen den Arzt ein Behandlungsfehlerverfahren eingeleitet wurde,
- eine gesetzliche Auskunftspflicht besteht, z. b. gegenüber Sozialversicherern oder im Rahmen seuchenpolizeilicher Maßnahmen,
- Leben oder die Gesundheit eines Menschen akut und unmittelbar gefährdet sind und eine Offenbarung weiteren Schaden verhindern kann,
- der Patient eine schwerwiegende, anzeigepflichtige Straftat plant.

Der Patient hat ebenfalls Pflichten. Er muss dem Arzt die notwendigen Auskünfte über sich und sein Leiden erteilen. Eine korrekte Arztrechnung muss von ihm (oder seinem Versicherer) fristgerecht bezahlt werden.

Ad b) Die Pflicht der **Krankenhäuser**, Patienten aufzunehmen oder zu behandeln, geht oft über die bloße Nothilfe hinaus. Sie richtet sich in Deutschland und Österreich nach den rechtlichen Grundlagen der (Bundes-)Länder. In der Schweiz sind die jeweiligen kantonalen Gesundheitsgesetze und/oder die Leistungsaufträge, die zwischen Kantonen und Spitälern vereinbart wurden, verbindlich. Untersteht ein Schweizer Spital dem öffentlichen Recht, dann gibt das Gesundheitsrecht der Kantone die Rahmenbedingungen vor. Außerdem gelten Spitalreglemente und verwaltungsrechtliche Verträge. Die Patienten haben grundsätzlich Anspruch auf Gleichbehandlung. Bei Kapazitätsproblemen sollte ausschließlich aufgrund medizinischer Indikationen entschieden werden. Der Patient verpflichtet sich dazu, sich an die Hausordnung des Krankenhauses und an die Anweisungen des Personals zu halten sowie die Rechte von Mitpatienten und Personal zu respektieren und Rücksicht zu nehmen. Eine korrekte Krankenhausrechnung muss von ihm (oder seinem Versicherer) fristgerecht bezahlt werden.

Ad c) In einem **Privatspital mit angestellten Ärzten** wird ein „Gesamtbehandlungsvertrag" abgeschlossen (Österreich: Krankenhaus-Aufnahmevertrag), da nicht der einzelne angestellte Arzt, sondern das Spital einen Vertrag mit dem Patienten abschließt. Die medizinische Behandlung untersteht dem Auftragsrecht.

Ad d) In **Privatspitälern mit Belegarztsystem** wird ein „gespaltener Spitalvertrag" abgeschlossen, da das Spital nur die nichtärztlichen Dienstleistungen erbringt und der Patient mit dem Belegarzt einen Vertrag für die ärztliche Leistung abschließt.

Ad e) Mit einem **Pflege- oder Wohnheim** schließt der Patient oder sein Vertreter einen Betreuungsvertrag ab, welcher jedoch ärztliche Leistungen nicht erfasst. Die ärztliche Versorgung in diesen Institutionen erfolgt nach Wunsch des Patienten durch einen Heimarzt im Angestellten- oder Auftragsverhältnis oder durch einen Belegarzt bzw. einen frei praktizierenden Arzt, z. B. den Hausarzt des Patienten. Im Gegensatz zum Spital, wo die Arztwahl meist eingeschränkt ist, ist im Pflegeheim die freie Arztwahl im Sinne der Autonomie gewährleistet, da der Aufenthalt dort nicht nur von vorübergehender Natur ist. Der Patient verpflichtet sich, sich an die Hausordnung der Institution und an die Anweisungen des Personals zu halten sowie die Rechte von Mitbewohnern und Personal zu respektieren und darauf Rücksicht zu nehmen. Eine korrekte Heimrechnung muss von ihm (oder seinem Versicherer) fristgerecht bezahlt werden.

2.2   Voraussetzungen für den Behandlungsauftrag

Ärzteschaft und Institutionen respektieren das Recht der Patienten und Patientinnen, den Arzt und die Institution frei zu wählen oder zu wechseln. Die Patienten respektieren, dass niedergelassene Ärzte grundsätzlich die Freiheit haben, einen Abklärungs- oder Behandlungsauftrag anzunehmen oder abzulehnen. Anders verhält sich dies, wenn der Arzt im Namen oder im Auftrag eines Dritten, z. B. einer Heilanstalt oder einer Versicherung, tätig ist. In Notfällen gilt in jedem Fall die Beistandspflicht für alle Ärzte.

Sucht der Patient den Arzt selbst auf und übernimmt Letzterer die Behandlung, entspricht dieses schlüssige („konkludente") Verhalten beider einem Vertragsabschluss (Deutschland § 630 ff. und § 611 ff. BGB, Österreich § 863 Abs. 1 ABGB, Schweiz 5. Teil ZGB, Art. 394 Abs. 1 OR).

Ein Behandlungsvertrag kann entweder nach den Rechtsregeln aus dem Privatrecht oder nach denen des öffentlichen Rechts abgeschlossen werden. Damit dieser Vertrag gültig ist, müssen folgende 2 Voraussetzungen erfüllt sein:

1. **Volljährigkeit:** Diese tritt in Deutschland, Österreich und der Schweiz mit Vollendung des 18. Lebensjahres ein. (Davon abzugrenzen ist die Mündigkeit, für welche in Deutschland und der Schweiz die Volljährigkeit eingetreten sein muss, die in Österreich aber bereits nach Vollendung des 14. Lebensjahres vorliegen kann).

2a. **Geschäftsfähigkeit/Deutschland** (§ 104-113 BGB): Der Patient muss „vernunftgemäß handeln" können, also die Fähigkeit haben, durch eigenes Denken, kritisches Abwägen, Urteilen und Handeln seine eigenen Pflichten und Rechte (und die von anderen) wahrzunehmen und dadurch in der Lage sein, Rechtsgeschäfte einzugehen.

2b. **Geschäftsfähigkeit/Österreich** (§§ 21, 170, 171 und 865 ABGB): Der Patient muss in der Lage sein, seine Angelegenheiten in vernünftiger Weise zu ordnen und sich rechtsgemäß zu verhalten. (Nach Alter wird differenziert: Personen vom 7. bis zum 14. Lebensjahr (unmündige Minderjährige) sind beschränkt geschäftsfähig. Personen zwischen dem 14. und 18. Lebensjahr (mündige Minderjährige) sind ebenfalls beschränkt, jedoch weitergehend geschäftsfähig.)

2c. **Handlungsfähigkeit/Schweiz** (Art. 12, 13 und 17 ZGB): Der Patient muss fähig sein, durch seine Handlungen Rechte und Pflichten zu begründen. Dies setzt Urteilsfähigkeit voraus, die jeder Mündige hat, dem nicht infolge von Geisteskrankheit, Geistesschwäche, Trunkenheit oder ähnlichen Zuständen die Fähigkeit mangelt, vernunftgemäß zu handeln (Art. 17 ZGB)

Entscheidend ist in allen 3 Ländern zudem das Konzept der **„Einwilligungsfähigkeit"** des Patienten, welches sich an die Begriffe „competence" und „capacity" aus der angloamerikanischen Rechtsphilosophie anlehnt. Die Einwilligungsfähigkeit ist nicht an die Volljährigkeit gebunden, sie ist auch nicht deckungsgleich mit der Geschäftsfähigkeit oder mit der Urteilsfähigkeit. So können auch Minderjährige oder Personen unter Beistandschaft bezüglich einer spezifischen medizinischen Behandlung einwilligungsfähig sein.

> Die Einwilligungsfähigkeit muss daher für jede Behandlung und bei jedem einzelnen Patienten durch den Arzt geprüft werden.

Zu dieser Prüfung gehört, dass

- das Informationsverständnis („understanding"),
- das Urteilsvermögen („reasoning"),
- die Fähigkeit, eine Wahl/Entscheidung zu treffen und
- diese zu äußern („communicate a choice"), und
- die Fähigkeit, eine Situation und deren Konsequenz(en) zu erkennen („appreciate the situation"),

vorhanden sind.

Der Entscheidungsfindung muss eine **Aufklärung** vorausgehen. Diese sollte klar und gut verständlich erfolgen und so vollständig wie möglich sein. Insbesondere die Gründe, der Zweck, die Art und Modalitäten, die Risiken, Nebenwirkungen und Kosten einer Behandlung sollten dargelegt werden. Der Patient sollte nicht nur über die Folgen einer Behandlung, sondern auch über die Folgen eines Unterlassens der Behandlung sowie über mögliche alternative Behandlungen aufgeklärt werden.

Der Arzt muss auch die nötigen Verhaltensanweisungen betreffend der Behandlung erteilen. Nur wenn die Aufklärung in dieser Form erfolgt und vom Patienten auch verstanden wird, kann von einer Einwilligung im Sinne eines „informed consent" gesprochen werden. Das Bilden einer Meinung und die Entscheidungsfindung sollen frei erfolgen („voluntariness"), ohne jeglichen Druck oder Zwang.

2.3 Behandlung gegen den Willen des Patienten

Im Alltag tritt nicht selten ein Zielkonflikt mit Pflichtenkollision auf: Auf der einen Seite sind die medizinethischen Prinzipien der Willensfreiheit und Selbstbestimmung zu beachten, auf der anderen Seite steht das Gebot, den Patienten vor Schaden zu bewahren und zu seinem Wohle zu handeln.

Ein häufiges Beispiel ist der Patient mit akut psychotischem Zustandsbild, der im Rahmen seiner Krankheit sich und/oder andere gefährdet und jegliche Behandlung und Betreuung ablehnt, oder der akut suizidale Patient, der Anstalten trifft, sich das Leben zu nehmen. In diesen Fällen äußern Patienten zwar eindeutig einen Willen. Dieser stellt aber keine wirklich autonome Willensäußerung dar, da aufgrund der krankheitstypischen Symptome wie Wahn, Sinnestäuschungen, formale und inhaltliche Denkstörungen beziehungsweise wegen der depressionstypischen Hoffnungs- und Perspektivlosigkeit und kognitiver Beeinträchtigungen die Voraussetzungen für eine selbstbestimmte Willensfindung stark eingeschränkt oder gar nicht vorhanden sind.

Alle Eingriffe, die **gegen den Willen des Patienten** erfolgen, bezeichnet man als **Zwangsmaßnahmen**. Sie stellen einen massiven Eingriff in die persönliche Freiheit dar und schränken das Selbstbestimmungsrecht des Patienten erheblich ein. Diese beiden Rechtsgüter werden aber vom Grundgesetz der Bundesrepublik Deutschland (Art. 2 GG), dem österreichischen Bundesverfassungsgesetz vom 29. November 1988 über den Schutz der persönlichen Freiheit und der Bundesverfassung der Schweizerischen Eidgenossenschaft (Art. 10 Abs. 2 BV) garantiert sowie von der in allen 3 Ländern ratifizierten Europäischen Menschenrechtskonvention.

Eine ärztliche Einweisung von Patienten und Patientinnen gegen ihren Willen in eine Institution (z. B. in eine psychiatrische Klinik, eine Entwöhnungsinstitution, ein Wohn- oder Pflegeheim) darf daher nur dann erfolgen, wenn eine Reihe von Voraussetzungen und Kriterien erfüllt sind.

2.3.1 Deutschland

In der Bundesrepublik sind die Regeln für die Unterbringung psychisch Kranker, welche krankheitsbedingt sich selbst und andere gefährden, einerseits bundeseinheitlich zivilrechtlich im Betreuungsrecht (nur im Falle von Selbstgefährdung und zur Durchführung ärztlicher Maßnahmen, gemäß § 1906 BGB – nicht aber bei Fremdgefährdung zum Schutz Dritter oder im öffentlichen Interesse!) und andererseits landesrechtlich in den jeweiligen öffentlich-rechtlichen Unterbringungsgesetzen und Psychisch-Kranken-Gesetzen der Bundesländer festgelegt. Sie sind durch die Fürsorgepflicht des Staates gegenüber Kranken begründet. Freiheitsentziehende Maßnahmen müssen verhältnismäßig sein, d. h. unbedingt erforderlich, im Einzelfall angemessen und zumutbar und sie müssen geeignet sein, den Missstand zu beheben. Die Maßnahme, die den Patienten am wenigsten beeinträchtigt, ist einzusetzen.

Das Verfahren läuft je nach zugrunde liegendem Recht unterschiedlich ab. Im Rahmen des Betreuungsgesetzes bestellt das Gericht einen gesetzlichen Betreuer, welcher einen Antrag auf Unterbringung stellt, dessen (Nicht-)Genehmigung durch das Gericht erfolgt.

Im öffentlich-rechtlichen Bereich gibt es 2 Verfahren. Im Notfall, bei dem Selbst- oder Fremdgefährdung festgestellt wurde und eine sofortige Unterbringung erforderlich ist, kann jeder Arzt das notwendige Zeugnis ausstellen und den Patienten einweisen, worauf die fürsorgliche Aufnahme (oder Zurückhaltung) im psychiatrischen Krankenhaus erfolgt. Dies gilt auch beim Aufgreifen einer hilflosen Person durch die Polizei.

Im Regelfall hingegen stellt das Ordnungsamt/Polizeibehörde einen Antrag (mit ärztlichem Zeugnis) beim Gesundheitsamt. Dieses leitet ein Verfahren beim Betreuungsgericht ein und lässt durch einen Facharzt für Psychiatrie einen Befundbericht mit gutachterlicher Stellungnahme erstellen, worauf der Richter des Betreuungsgerichtes entscheidet. Diese einstweilige Anordnung wird dem Patienten in schriftlicher Form unverzüglich ausgehändigt. Das fachärztliche Zeugnis muss die Voraussetzungen für eine fürsorgliche Aufnahme oder Zurückhaltung klären, nämlich das Vorliegen einer psychischen Krankheit, von Gefahr im Verzug, einem Zusammenhang zwischen Gefährdung und Krankheit sowie eine Besserungsaussicht durch die stationäre Heilbehandlung.

Von diesen Verfahren abzugrenzen ist einerseits die Unterbringung psychisch kranker Rechtsbrecher zu deren Sicherung und Besserung in einem psychiatrischen Krankenhaus, d. h. der Maßregelvollzug nach §§ 63 und 64 StGB sowie andererseits die einstweilige Unterbringung zur Beobachtung eines Beschuldigten, dem eine Straftat nach § 81 StPO zur Last gelegt wird, zwecks Vorbereitung eines Gutachtens.

2.3.2 Österreich

Die materiellen Voraussetzungen der Unterbringung, die Rechte der untergebrachten Personen und die Befugnisse der behandelnden Ärzte als auch das Verfahren sind im Unterbringungsgesetz (UbG), dem Bundesgesetz vom 1. März 1990 über die Unterbringung psychisch Kranker in Krankenanstalten, bundeseinheitlich geregelt.

Nur wenn 3 Voraussetzungen gleichzeitig vorliegen, nämlich psychische Krankheit, aufgrund derer eine ernstliche und erhebliche Gefahr für Leben oder Gesundheit des Patienten selbst oder anderer besteht und für die außerhalb einer Abteilung für Psychiatrie keine ausreichende Behandlung möglich ist, ist die Unterbringung erlaubt (§ 3 UbG).

Für eine Unterbringung gegen den Willen eines Kranken (Unterbringung ohne eigenes Verlangen, §§ 8–11 UbG) ist notwendig, dass von einem im öffentlichen Sanitätsdienst stehenden Arzt oder Polizeiarzt bestätigt wird, dass die Voraussetzungen dafür vorliegen, den Patienten in einer psychiatrischen Anstalt nach § 49 B-KAG unterzubringen. Der Patient darf aufgrund von § 46 Abs. 1 des Sicherheitspolizeigesetzes durch die Polizei zu diesen Ärzten gebracht werden. Die Polizei kann den Patienten jedoch direkt in eine psychiatrische Anstalt bringen ohne vorab einen Arzt beizuziehen, wenn Gefahr im Verzug ist, durch welche das Leben oder die Gesundheit des Kranken ernsthaft bedroht ist.

Allen gegen ihren Willen untergebrachten Patienten wird kraft Gesetzes ein Patientenanwalt als Rechtsbeistand (gesetzlicher Vertreter für dieses Verfahren) zugeteilt. Der Patient kann aber auch andere Personen bevollmächtigen, ihn zu vertreten.

Die psychiatrische Klinik muss das zuständige Bezirksgericht über jede Unterbringung ohne eigenes Verlangen unverzüglich informieren. Innerhalb von 4 Tagen ab Kenntnis von der Unterbringung muss ein Richter den Patienten in der Krankenanstalt besuchen, ihn über Grund und Zweck des Verfahrens informieren und sich einen persönlichen Eindruck von dessen Gesundheitszustand verschaffen (§§ 19, 20 UbG),

Sofort nach der Einweisung in die Klinik muss ein Facharzt für Psychiatrie den Patienten untersuchen. Auf Verlangen des Patienten, seines Vertreters oder des Abteilungsleiters der psychiatrischen Klinik muss ein weiterer Facharzt den Patienten spätestens am Vormittag des auf dieses Verlangen folgenden Werktags untersuchen und ein weiteres Zeugnis über das Vorliegen der Voraussetzungen der Unterbringung ausstellen. Liegen die Voraussetzungen aufgrund dieser Zweitbeurteilung nicht mehr vor, muss die Unterbringung sofort aufgehoben werden.

Wird die Unterbringung vorläufig für zulässig erklärt, muss spätestens 14 Tage nach Anhörung des Patienten eine mündliche Verhandlung in der Krankenanstalt erfolgen. Dafür ist zwingend ein schriftliches Gutachten eines Sachverständigen einzuholen, welcher Facharzt für Psychiatrie ist und nicht selbst in der Anstalt arbeitet (§§ 22–

25 UbG). Wenn es der Patient oder sein Vertreter verlangt, muss ein zweiter Sachverständiger bestellt werden.

2.3.3 Schweiz

Eine ärztliche Einweisung von Patienten und Patientinnen gegen ihren Willen in eine Institution (z. B. in eine psychiatrische Klinik, eine Entwöhnungsinstitution, ein Wohn- oder Pflegeheim), d. h. eine „Fürsorgerische Unterbringung" (abgekürzt „FU"), wie der Fachausdruck in der Schweiz lautet, darf nur dann erfolgen, wenn eine Reihe von Voraussetzungen und Kriterien erfüllt ist.

Eine unabdingbare Voraussetzung ist „Gefahr im Verzug": Darunter fällt die akute Selbstgefährdung (zum Beispiel Suizidalität, Desorientierung und Hilflosigkeit im Straßenverkehr; Urteilsunfähigkeit bezüglich dringender medizinischer Behandlung) und/oder akute Fremdgefährdung (ernsthafte Gefährdung Dritter an Leib und Leben; Androhung von Gewalt gegen Dritte, verbunden mit fehlender Absprachefähigkeit) und/oder eine unzumutbare Umgebungsbelastung.

Unabdingbar für eine FU ist zudem, dass die einzuweisende Person an einem „Schwächezustand" leidet, nämlich an einer schweren psychischen Störung und/oder geistigen Behinderung. Dies schließt nicht nur Psychosen und affektive Störungen, sondern auch schwere Abhängigkeitserkrankungen und demenzielle Erkrankungen (im Volksmund „Alzheimer") ein.

Ein weiterer Grund für eine FU ist die „schwere Verwahrlosung". Laut Bundesrat handelt es sich dabei um einen Zustand, bei dessen Vorliegen es „der Menschenwürde der hilfsbedürftigen Person schlechthin widersprechen würde, ihr nicht die Fürsorge in einer Einrichtung zukommen zu lassen". Außerdem muss eine „Schutzbedürftigkeit" bestehen. Darunter versteht der Gesetzgeber, dass die nötige Behandlung und Betreuung der betroffenen Person nicht anders als in einer geeigneten Einrichtung – also im stationären Rahmen – möglich ist und dass ambulante Maßnahmen nicht mehr ausreichen.

Wichtig ist auch die „Zwecktauglichkeit" der FU: Das angestrebte Ziel muss mit dieser Maßnahme erreicht werden können und eine geeignete Einrichtung muss zur Verfügung stehen.

Eine ärztliche FU gilt für maximal 6 Wochen. Sie darf nur verfügt werden, wenn es sowohl aus medizinisch-psychiatrischen wie auch aus juristischen Gründen keinerlei Alternative zur Zwangseinweisung gibt – es muss also die „Verhältnismäßigkeit" gewahrt werden. Eine FU ist demnach die letztmögliche Maßnahme, wenn alles andere nicht erfolgreich ist, um dem Patienten ausreichend Hilfe und Schutz zukommen zu lassen. In jedem Fall muss immer vorher versucht werden, den Betroffenen zum freiwilligen Eintritt in die Klinik zu motivieren.

Personen unter 18 Jahren können von ihren Erziehungsberechtigten, von Kinder- und Jugenddiensten und von Ärzten in eine Institution eingewiesen werden.

Kantonal unterschiedlich ist, wer die Befugnis besitzt, eine FU auszustellen. In den Kantonen Basel-Stadt und Schaffhausen sind dies ausschließlich Amts- oder Bezirksärzte. In den Kantonen Aargau, Basel-Stadt, Bern, Luzern, Thurgau, Wallis, Zürich dürfen auch alle zur selbstständigen Berufsausübung in der Schweiz zugelassenen Ärzte eine FU ausstellen. Immer sind die einweisenden Ärzte verpflichtet, die betroffene Person persönlich zu befragen und zu untersuchen. Sie dürfen sich nicht nur auf Angaben von Angehörigen, Polizei oder anderen Personen stützen. Die FU-Verfügung erfolgt schriftlich. Dem Patienten wird eine Kopie dieses Dokumentes ausgehändigt, zusammen mit einer Rechtsbelehrung, wie er sich gegen diese Einweisung rechtlich wehren kann. Eine FU gilt über die Kantonsgrenzen hinweg schweizweit.

Die Kinder- und Erwachsenenschutzbehörde (KESB) kann ebenfalls eine Einweisung in eine Klinik veranlassen, auch zum Zweck einer Begutachtung. Spätestens nach 6 Monaten muss die KESB abklären, ob die Unterbringung noch gerechtfertigt ist.

Bei den rechtlichen Grundlagen, die bei der Einweisung von Patienten und Patientinnen gegen ihren Willen in eine psychiatrische Klinik gelten, handelt es sich um:

1. die Konvention zum Schutze der Menschenrechte und Grundfreiheiten (EMRK), insbesondere der Art. 5 „Recht auf Freiheit und Sicherheit",

2. die Bundesverfassung der Schweizerischen Eidgenossenschaft (BV), dort vor allem die Art. 7 „Menschenwürde", Art. 10 „Recht auf Leben und auf persönliche Freiheit" und Art. 36 „Einschränkungen von Grundrechten",

3. das Schweizerische Zivilgesetzbuch (ZGB), vor allem Art. 426–439 und Art. 383,

4. die Botschaft des Bundesrates zu den Änderungen des Schweizerischen Zivilgesetzbuchs 2008 v. a. Kapitel 2.2.11 „Fürsorgerische Unterbringung".

Je nach Kanton sind zudem die ortsüblichen kantonalen gesetzlichen Grundlagen zu beachten, wie das Kindes- und Erwachsenenschutzgesetz (KESG) und weitere kantonale Bestimmungen und Verordnungen, z. B. Gesetze über Behandlung und Einweisung psychisch kranker Personen des Kantons, Gesundheits- und Spitalgesetze.

Grundsätzlich muss auch bei Patienten, die gegen ihren Willen untergebracht wurden, für eine Behandlung deren Einwilligung vorliegen, die auf dem freien Willen des einwilligungsfähigen, gut aufgeklärten Patienten beruht. Diese Einwilligung ist nicht erforderlich, wenn eine erhebliche Gefahr für Leben und Gesundheit des Patienten selbst sowie von Drittpersonen besteht, die es abzuwenden gilt.

3   Verwirrtheit und Desorientiertheit

3.1   Woran erkenne ich Desorientierung?

Verwirrtheit und **Desorientiertheit** sind eine Einschränkung der kognitiven Funktionen. Der Mini-Mental-Status (MMS) gilt als eine praktische Methode für den Kliniker zur Einschätzung des kognitiven Status von Patienten. In diesem werden zeitliche und örtliche Orientierung, Merkfähigkeit und Gedächtnisfunktion sowie Sprach- und Textverständnis und das Vorliegen einer Apraxie, Aphasie und Agraphie sowie Fähigkeiten der exekutiven Funktionen überprüft (Folstein et al. 1975). Bei einem Testergebnis unter 24 Punkten liegt im Mini-Mental-Status eine Demenz vor. Weitere psychiatrische Erkrankungen, die einen pathologischen Befund des Mini-Mental-Status bedingen, sind ein Delir, ein postiktaler Zustand, ein Korsakow-Syndrom und evtl. Intoxikationen.

Der verwirrte Patient ist entsprechend inadäquat gekleidet, schaut sich unsicher um, versucht Informationen aus Schildern der Abteilung etc. zu gewinnen, realisiert nicht den Kontext, in dem er sich befindet, kann keine Aussage darüber machen, wie er in die Klinik gekommen ist, wie lange er bereits auf der Abteilung ist und ist häufig unruhig (um aus der unbekannten Situation zu entfliehen). Er wirkt insgesamt in seinen Handlungen fehlkoordiniert (rückt Sachen zurecht, zupft an seiner Kleidung herum, evtl. nestelt er).

Die **Orientierung** setzt sich aus 4 Qualitäten zusammen: zeitlich, örtlich, situativ und zur Person. Die erste Form der Orientierung, die brüchig wird, ist die **zeitliche** (das kann man selber im Urlaub nachvollziehen, wenn man keinen Kalender und Termine vorliegen hat). Nach der zeitlichen Orientierung fragt man folgendermaßen „Wissen Sie zufällig, was heute für ein Wochentag ist? Wissen Sie, welchen Monat wir haben, welches Jahr wir haben? Wenn Sie aus dem Fenster blicken, welche Jahreszeit könnte das sein?" Nach der örtlichen Orientierung fragt man „Wissen Sie zufällig, in welcher Etage wir uns hier befinden? In welcher Klinik? In welcher Stadt? In welchem Land?" Das tagesaktuelle Datum wie auch die Etage ist schwieriger zu beantworten als etwa die Jahreszeit oder das Land, ein schwer dementer sowie ein deliranter Patient wird Erstere in der Regel nicht beantworten können. Die Orientierung zur Situation (ich bin hier in einem Krankenhaus, Sie sind ein Arzt etc.) wird in der Regel erhalten sein, genauso wie die Orientierung zur Person (ich heiße Gerda), die bis zum Endstadium einer Demenz noch vorliegt.

Die **Merkfähigkeit** kann überprüft werden, indem 3 Begriffe genannt, wiederholt und nach etwa 5 Minuten wieder erinnert werden sollen. Grob abschätzen kann man die Merkfähigkeit auch durch die unmittelbare Anamnese oder Fragen zum Stationsablauf (Wurde Ihnen schon Blut abgenommen? Hat man Ihnen schon ein Abendessen angeboten? Waren Sie bereits in einer CT-Untersuchung? Was wurde dort gemacht, wie lange hat das gedauert, hat man Ihnen schon ein Ergebnis mitgeteilt?). Indem man Fragen stellt, deren Antwort man zwar weiß, aber die scheinbar den Ablauf klären, brüskiert man den Patienten nicht, wenn er sie nicht beantworten kann. Man wird aber sofort einen Hinweis auf Konfabulation feststellen, wie es beim Korsakow-Syndrom der Fall ist, wenn nämlich der Patient einen Ablauf quasi erfindet und erdichtet.

Die **Konzentrationsstörung** ist eine unspezifische Symptomatik, die bei allen psychiatrischen Erkrankungen beeinträchtigt sein wird. Konzentrationsstörungen äußern sich, indem RADIO beispielsweise nicht rückwärts buchstabiert werden kann oder in einer fortlaufenden Rechenaufgabe 100–7–7–7–7–7 Zwischenresultate nicht erinnert werden können und keine korrekten Resultate genannt werden können.

Apraxie, Aphasie und Agraphie werden ebenfalls im Mini-Mental-Status abgefragt, indem eine Zeichnung angefertigt, ein Satz geschrieben und wiederholt sowie Handlungen geplant und durchgeführt werden. Im Mini-Mental-Status deckt man gut eine grobe klinische Demenz/Gedächtnisfunktionsdiagnose ab und zählt 10 Punkte für die Orientierung (räumlich und zeitlich), 11 Punkte für Merkfähigkeit und Konzentration (3 Worte plus Wiederholung und 5 Rechenergebnisse) sowie 9 Punkte für Aphasie, Apraxie und Agraphie (Nachsprechen eines Satzes, Zeichnen (Figur) und Schreiben sowie Durchführen einfacher Befehle: Legen sie das Blatt vor sich und falten sie es) zusammen (*Abb. 3.1*).

3.2   Welche Diagnosen stecken dahinter?

Eine wichtige Frage ist, ob die Verwirrtheit **akut oder chronisch** aufgetreten ist. Insofern ist bei Verwirrtheit eine Fremdanamnese durch Angehörige, Pflegende und/oder Hausärzte erforderlich. Je akuter die Verwirrtheit ist, desto stärker ist in der Regel auch die Unruhe, Verunsicherung und begleitend auftretende Angst. Tritt Verwirrtheit beispielsweise im Rahmen eines **Delirs** auf, so sind Unruhe, Angst, optische meist beängstigende Halluzinationen und Bedrohungsgefühle sowie auch vegetative Symptome wie eine erhöhte Pulsfrequenz, Atmung, Blutdruckanstieg, Schwitzen und Rötung im Gesicht vorhanden. Wirkt der Patient eher entspannt, ruhig oder vielleicht etwas ärgerlich, kann man von einer für den Patienten „gewohnten Desorientierung" im Rahmen einer **Demenz** ausgehen.

Unter **Demenz** wird in der ICD-10 eine mindestens 6 Monate anhaltende Gedächtnisstörung verstanden, die zusätzlich mit Defiziten des Urteils-und Denkvermögens einhergeht. Bewusstseinsstörungen dürfen zum Diagnosezeitpunkt nicht vorliegen.

Patienten mit einer **Alzheimer Demenz (F00)** reagieren auf Fragen zu Datum, Ort, Zeit etc. häufig gereizt, weil sie diese nicht beantworten können und sie versuchen diese zu umgehen, indem sie beispielsweise sagen „das tut jetzt nichts zur Sache" etc. Patienten, die ein durch Alkohol bedingtes **amnestisches Syndrom (Korsakow-Syndrom) (F10.6)** haben, werden auf Fragen zu Datum, Ort und Zeit erfundene Aussagen machen und diese zu kleinen Geschichten ausschmücken, sie werden geschickt das Thema wechseln und Defizite überspielen können. Patienten mit einer **vaskulären Demenz (F01)** oder einem **Delir (F05)** können eine fluktuierende Symptomatik zeigen und in ihrer Performance stark schwanken; bei der vaskulären Demenz werden emotionale und für den Patienten wichtige Dinge oft erstaunlich gut behalten (z. B. die Tochter kommt am Sonntag zu Besuch). Globale Amnesien beinhalten einen kompletten Ausfall aller

Mini Mental Status

Name:...

Untersucher:...   Datum:.........................

max. Pkte	Pkte	Fragen
5		Welchen Tag, Wochentag, Monat, Jahr, Jahreszeit haben wir gerade?
5		In welchem Land, Stockwerk, Gebäude, Stadt, Bezirk befinden wir uns?
3		Ich nenne Ihnen drei Begriffe und Sie wiederholen diese laut. (nach einer Sekunde)
5		Können Sie bitte von 100 7 abzählen und dann wiederholen. (100, 93, 86, 79,72,65...) Alternativ: Können Sie bitte R_A_D_I_O rückwärts buchstabieren.
3		Wissen Sie noch die drei Begriffe, die ich Ihnen genannt habe?
2		Wie nennt man die Gegenstände? (auf die Uhr, das Blatt, etc. zeigen)
1		Bitte wiederholen Sie „Kein Wenn und Aber".
3		Nehmen Sie das Blatt, falten es in der Mitte und legen es auf den Boden.
1		Lesen Sie den Satz („Schließen Sie die Augen") und führen ihn aus.
1		Schreiben Sie einen Satz. (Patient ist frei zu schreiben, was er will)
1		Kopieren Sie folgendes Gebilde: (Fünfecke, überschneiden sich als Viereck)

Schließen Sie die Augen!

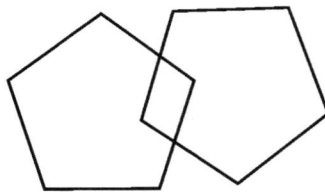

Abb. 3.1: Mini-Mental-Status (MMS)
Links sind die maximal erreichbaren Punkte angegeben, deren Summe im Normalfall bei 30 liegen sollte

Gedächtnisinhalte vor oder nach einem traumatischen Ereignis (Hirntrauma, Intoxikation etc.). Bei der **Simulation (Z76.5)** kann eine globale Amnesie vorgetäuscht werden, welche sonst persistierend äußerst selten anzutreffen ist, allenfalls kasuistisch bei beidseitigen Hippokampusschertraumata. Globale Amnesien beinhalten einen kompletten Ausfall aller Gedächtnisinhalte vor oder nach einem traumatischen Ereignis (Hirntrauma, Intoxikation etc.).

In *Tab. 3.1* sind die unterschiedlichen Merkmale von Delir und Demenz aufgeführt.

Tab. 3.1: Differenzialdiagnose von Delir und Demenz

	Delir	Demenz
Beginn	akut, plötzlich	schleichend
Bewusstsein	getrübt	klar
Symptome	wechselnd	gleichbleibend
Halluzinationen, Wahn	optisch, akustisch, ja	meistens keine(n)
Schwitzen, RR Anstieg, Mydriasis, Tremor	ja	nein
Motorik	gesteigert, unruhig	eher ruhig
Tag-Nacht-Rhythmus	immer gestört	Schlafstörungen
Dauer	Stunden bis Wochen	Monate bis Jahre

Tab. 3.2: Erhebung zum Delir im Verlauf

		Frühschicht			Spätschicht			Nachtschicht		
		nie	manch-mal/ immer	weiß nicht	nie	manch-mal/ immer	weiß nicht	nie	manch-mal/ immer	weiß nicht
1	Nickt während Gespräch ein	0	1		0	1		0	1	
2	Wird durch Reize schnell abgelenkt	0	1		0	1		0	1	
3	Bleibt aufmerksam im Gespräch	1	0		1	0		1	0	
4	Beendet begonnene Fragen nicht	0	1		0	1		0	1	
5	Gibt unpassende Antworten	0	1		0	1		0	1	
6	Reagiert verlangsamt	0	1		0	1		0	1	
7	Denkt irgendwo anders zu sein	0	1		0	1		0	1	

Nr										
8	Erkennt die Tageszeit	1	0		1	0		1	0	
9	Erinnert sich an kürzliche Ereignisse	1	0		1	0		1	0	
10	Nestelt, ruhelos, unordentlich	0	1		0	1		0	1	
11	Zieht an Infusion, Sonde, Katheter	0	1		0	1		0	1	
12	Reagiert unerwartet emotional	0	1		0	1		0	1	
13	Sieht/hört Dinge, die nicht da sind	0	1		0	1		0	1	
	Punktzahl pro Dienst (0–13)									
	Punktzahl pro Tag (0–39): 3									

Über 3 Punkte: Delir wahrscheinlich

Psychometrische Tests wie der MMS und der Uhrentest haben zwar in der Diagnostik des Delirs keinen Stellenwert, erlauben ergänzend aber eine quantifizierende Aussage über die Schwere der kognitiven Ausfälle.

> Die häufigsten Ursachen für Delirien sind Infektionen, Elektrolyt-störungen, Medikamente (anticholinerge: Parkinson, Trizyklika, Neuroleptika, auch Narkosemittel, Opioide), Demenz, Entzugssyn-drome (Alkohol und Benzodiazepine), Dehydratation und Poly-pharmazie.

Bei internistischen Patienten treten bei bis zu 50 % im Verlauf Delirien auf, bei ca. 20 % liegen diese schon begleitend zur Grunderkrankung bei Eintritt vor. Nach großen Operationen sind bis zu 65 % der Patienten von einem Delir betroffen, auf Intensivstationen bis zu 87 %. Die zugrunde liegende körperliche Ursache muss hier abgeklärt und behandelt werden (Gogol 2008).

Deshalb wird in vielen Intensivstationen automatisch von dem Pflegepersonal der Delir Observation Scale (DOS) erhoben, ein einfacher Test zum Delirverlauf (*Tab. 3.2*).

In *Tab. 3.3* sind häufige Ursachen kognitiver Störungen und ihre Ursachen aufgeführt.

Tab. 3.3: Häufige Ursachen kognitiver Störungen

Unter-suchung	Befund	Zugrunde liegende Ursache
Allgemeine Klinik	Stehende Hautfalten, trockene Schleimhäute, Bulbusdruck, Puls erhöht, später erniedrigt, erhöhter Blutdruck	Dehydratation häufig infolge gastrointestinaler Infekte, Fieber

Tab. 3.3: Häufige Ursachen kognitiver Störungen (Forts.)

Untersuchung	Befund	Zugrunde liegende Ursache
Neurologische Untersuchung	Kopfschmerzen? Fieber? Meningismus? Babinski-Reflex pathologisch, Liquordiagnostik	Enzephalitis, Meningitis
	Absinken/Pronation beim Armhalteversuch, halbseitige Lähmung, Fazialisparese, pathologische Reflexe	Stroke (Schlaganfall)
	Tremor, Rigor, Akinese	Parkinsonsyndrom (Medikamenten-NW!)
	Gangstörung, Urininkontinenz	Hydrozephalus
Toxikologisches Screening	Schwitzen, Zittern, Hautrötung, Mydriasis, RR-Anstieg, Diarrhoe, Vigilanzstörung	Entzugsdelir, Intoxikation
Röntgenthorax	Husten, Auswurf, Fieber	Pneumonie, Herzinsuffizienz, Lungenembolie
EKG, Echokardiographie	Brustschmerzen, Atemnot, Tachykardie, Ödeme, alpha HBDH, LDH, CK, CK-MB	Hypoxie, Herzrhythmusstörungen, Herzinfarkt, Lungenembolie, Endokarditis, Myokarditis
EEG	wenig aussagekräftig, da oft falsch positiv/falsch negativ, besser Anamnese erheben	Epilepsie, postiktaler Verwirrtheitszustand, Entzugsdelir

Tab. 3.3: Häufige Ursachen kognitiver Störungen (Forts.)

Untersuchung	Befund	Zugrunde liegende Ursache
CCT	Blutung (Traumaanamnese) Ischämie Tumor	Subduralhämatom Subarachnoidalblutung Schlaganfall, Hirnabszess, Metastasen
Labor	Hyponatriämie	Polypharmazie, Exsikkose, SIADH, Diarrhoe, Erbrechen,
	Hyperkalzämie	Mamma-Ca, Bronchialkarzinom, Hyperparathyroidismus
	Urinstatus	Harnwegsinfekt, Urosepsis
	MCV, CDT, Leberwerte	Alkoholentzugsdelir
	CRP, Leukozytose,	Infekt, Sepsis, Endokarditis
	Ikterus, Gamma-GT, GPT, Quick, Ammoniak, Beta Globulin	Hepatische Enzephalopathie
	Uringeruch, Kreatininerhöhung, BGA, Phosphat	Renale Enzephalopathie, Urämie, Niereninsuffizienz
	Acetongeruch, Blutzucker: (50 > BZ < 300 mg/dl)	Hypoglykämie, Ketoazidose, Hyperglykämie, Diabetes
	Zittern, Schwitzen/Frieren, Blutdruckveränderungen, Schilddrüsenwerte	Hypo-Hyperthyreose, Thyreotoxikose

Die folgenden Medikamente (in alphabetischer Reihenfolge) lösen besonders häufig ein Delir aus	
• Aciclovir	• Digoxin
• Amantadin	• Dihydropyridine
• Amphotericin B	• Diltiazem
• Amytriptlin	• Ifosfamid
• Antihistaminika (auch: Olanzapin, Trazodon, Clozapin),	• Indometacin
	• Interferon-alpha
	• Lidocain
• Anticholinergika (auch Trizyklika, Neuroleptika, Parkinsonmedikamente)	• Lithium
	• Misoprostol
	• Olanzapin
• Benzodiazepine (und deren Entzug)	• Opioide (und deren Entzug)
• Barbiturate (und deren Entzug)	• Pentazocin
	• Procain-Penicillin
• Biperiden	• Propafenon
• Captopril	• Ranitidin
• Cefazolin	• Rifampicin
• Cefoxitim	• Streptomycin
• Cisplatin	• Sulfonamide
• Chloroquinkortikosteroide	• Tramadol
• Cimetidin	• Thiazide
• Digitoxin	• Verapamil

3.3   Was ist konkret zu tun?

Akute Verwirrtheit ist immer ein Notfall, da die meisten potenziell lebensbedrohenden Erkrankungen mit Verwirrtheit einhergehen.

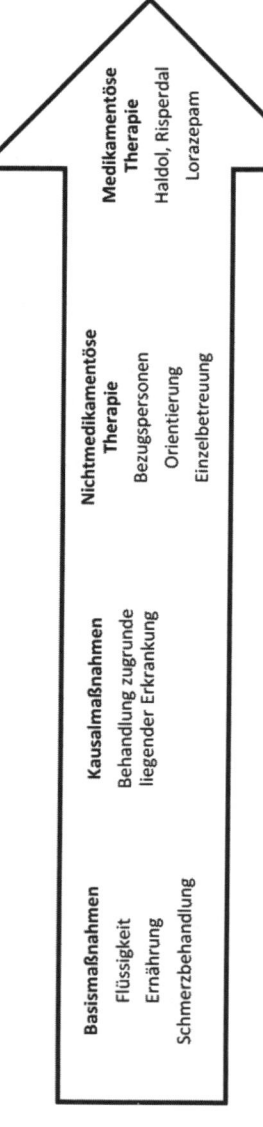

Basismaßnahmen

Flüssigkeit
Ernährung
Schmerzbehandlung

Kausalmaßnahmen

Behandlung zugrunde
liegender Erkrankung

**Nichtmedikamentöse
Therapie**

Bezugspersonen
Orientierung
Einzelbetreuung

**Medikamentöse
Therapie**

Haldol, Risperdal
Lorazepam

Abb. 3.2: Stufenweises multimodales Herangehen bei einem Delir (mod. nach Inouye et al. 1999)

Entsprechend ist die ausführliche medizinische Diagnostik essenziell, da nicht alleine die symptomatische Behandlung, sondern die Ursachenbekämpfung lebensrettend sein kann.

Die Maßnahmen bei Delirien sind schematisch in *Abb. 3.2* dargestellt.

Weiterhin muss bedacht werden, dass fehlorientierte Patienten die für das Pflegepersonal selbstverständlichen alltäglichen Vorgänge wie etwa das Waschen, gemeinsames Mittagessen, Untersuchungen etc. als bedrohliche Übergriffe erleben können. Hier ist eine behutsame Annäherung erforderlich. Es sollen also Dinge vorgeschlagen und nicht befohlen werden und nach Wünschen gefragt werden, anstatt Vorgaben zu machen. Die Kenntnis von stationsinternen Abläufen kann nicht vorausgesetzt werden, sondern müssen dem Patienten immer wieder erklärt werden.

Grundbedürfnisse müssen gerade bei verwirrten Patienten proaktiv gestillt werden, es sollte immer etwas zu essen und zu trinken erreichbar auf dem Nachtkästchen sein. Verwirrtheit in internistischen Kliniken ist nicht selten auf Exsikkose zurückzuführen, weil die Patienten nicht wissen, wo sie etwas zu trinken bekommen können. Brille und Hörgerät sollten vorhanden und verfügbar sein, insbesondere bei allenfalls durchzuführenden Testungen. Sprachliche Einschränkungen, Sehbehinderung und Schwerhörigkeit etc. müssen in den Ablauf und in Aufklärungsgespräche einbezogen werden. Es sollte eine persönliche Unterstützung zur Umsetzung von Alltagswünschen gewährleistet werden.

> Bei offensichtlich bestehenden Gedächtnisdefiziten kann die Würde des Patienten besser gewahrt werden, wenn nicht allzu scherenschnittartig Aufgaben des Mini-Mental-Status abgefragt werden, sondern durch indirekte scheinbar unverbindliche Fragen diagnostische Erkenntnisse zum Gedächtnis erzielt werden.

Es muss immer bedacht werden, dass eine deprivierende Krankenhausumgebung zu einer Abnahme der Hirnleistung führen kann und sogar den Intelligenzquotienten um bis zu 20 Punkte verschlechtert.

Schmerz oder Scham oder hilfsbereite Angehörige beeinträchtigen das Resultat einer Gedächtnistestung oft signifikant. Depressive Patienten werden regelhaft mit „ich weiß es nicht", „ich kann das nicht" antworten und eine falsche Demenzdiagnose wird in diesem Fall die sowieso schon negative Bilanz dramatisch verschlechtern. Insofern sollte bei Hinweis auf eine bestehende Depression immer zuerst diese behandelt werden und dem Patienten Hoffnung zugesprochen werden.

> Einem depressiven Patienten die Hoffnung zu nehmen, indem er eine Demenz diagnostiziert bekommt, ist im Endeffekt schädlich.

3.3.1 Allgemeine Maßnahmen bei Intoxikationen

Tab. 3.4: Häufige Vergiftungen in suizidaler Absicht und Akutintervention

	Klinik	Therapie
Insektizide, Lacke	Knoblauchgeruch, Miosis, Speichelfluss, Hypersekretion, Erbrechen, Schwitzen	Atropin 5 mg i. v.
Cholinergika, Muskarin (Pilze)	Knoblauchgeruch, Miosis, Speichelfluss, Hypersekretion, Erbrechen, Schwitzen	Atropin 1–2 mg i. v.
Atropin, Antihistaminika, Anticholinergika, Antidepressiva	Mydriasis, trockene Haut, Fieber, Tachykardie, Hautrötung, motorische Unruhe, gesteigerte Reflexe	Physostigmin 2 mg i. v./h
Cumarine	Blutungen, Anamnese	Phytomenadion/ Konakion 10 mg/10 min
Kohlenmonoxid	Rosige Hautfarbe, Muskelkrämpfe, Laktatazidose	Sauerstoff 10 l/min

Tab. 3.4: Häufige Vergiftungen in suizidaler Absicht und Akutintervention (Forts.)

	Klinik	Therapie
Neuroleptika	Muskelspasmen, Tortikollis, Zungenprotrusion, Trismus	Biperiden, Akineton 10 mg/i. v.
Opiate	Miosis, Kreislauf- und Atemdepression, Lungenödem	Naloxon 0,4–2 mg
Paracetamol	Erbrechen, Ikterus, Leberversagen, metabolische Azidose	N-Acetylcystein
Salicylate	Hyperventilation mit respiratorischer Alkalose, später Azidose, Fieber, Krampfanfälle, Schwitzen	Aktivkohle
Benzodiazepine	Kreislauf-Atemdepression, Hypothermie, abgeschwächte Reflexe, Muskelhypotonie	Flumazenil 0,5 mg i. v.
Methylalkohol, Ethylenglukol, Methanol	Lösungsmittelgeruch, Laktatazidose	Ethanol 0,7 ml/kgKG/h
Knollenblätterpilz	Anamnese	Silibinin (Leganon) 20 mg/kgKG
Digitalis	Anamnese	Digitalis Antidot
Zyankali, Blausäure, Natriumzyanid	Bittermandelgeruch, hellrote Gesichtsfarbe	Dimethylparaaminophenol 250–500 mg i. v.

3.3.2 Giftzentralen

Berlin	Giftnotruf Berlin	0 30 / 1 92 40
Bonn	Informationszentrale gegen Vergiftungen	02 28 / 19240
Erfurt	Gemeinsames Giftinformationszentrum	03 61 / 73 07 30
Freiburg	Vergiftungs-Informations-Zentrale	07 61 / 1 92 40
Göttingen	Giftinformationszentrum Nord	05 51 / 1 92 40
Homburg/ Saar	Beratungszentrum für Vergiftungsfälle	0 68 41 / 1 92 40
Mainz	Beratungsstelle bei Vergiftungen	0 61 31 / 1 92 40
München	Giftnotruf München	0 89 / 1 92 40
Nürnberg	Toxikologische Intensivstation	09 11 / 3 98 24 51
Wien	Vergiftungszentrale	00 43 / 1 / 4 06 43 43
Zürich	Schweizerisches Toxikologisches Informationszentrum	00 41 / 1 / 2 51 51 51

3.4   Wie ist die therapeutische Haltung?

Bei bestehender schwerer Desorientiertheit, die akut aufgetreten ist, sind eigengefährdende Fehlhandlungen möglich (zum Beispiel Verlaufen im Winter). Es sollte mit einer Einzelbetreuung (Sitzwache) oder engmaschigem Sichtkontakt der zuständigen Pflegepersonen gearbeitet werden, deren Erforderlichkeit je nach Entwicklung der Symptomatik alle 24 h neu evaluiert werden sollte. Gut ist auch – wenn möglich – der Einbezug bekannter Personen/Angehöriger in die Betreuung. Bei bestehender Demenzerkrankung ist zu bedenken, dass die Symptomatik zu Hause oft am geringsten ausgeprägt ist, da der Patient sich dort orientieren kann. Ist ein Patient in der Klinik des-

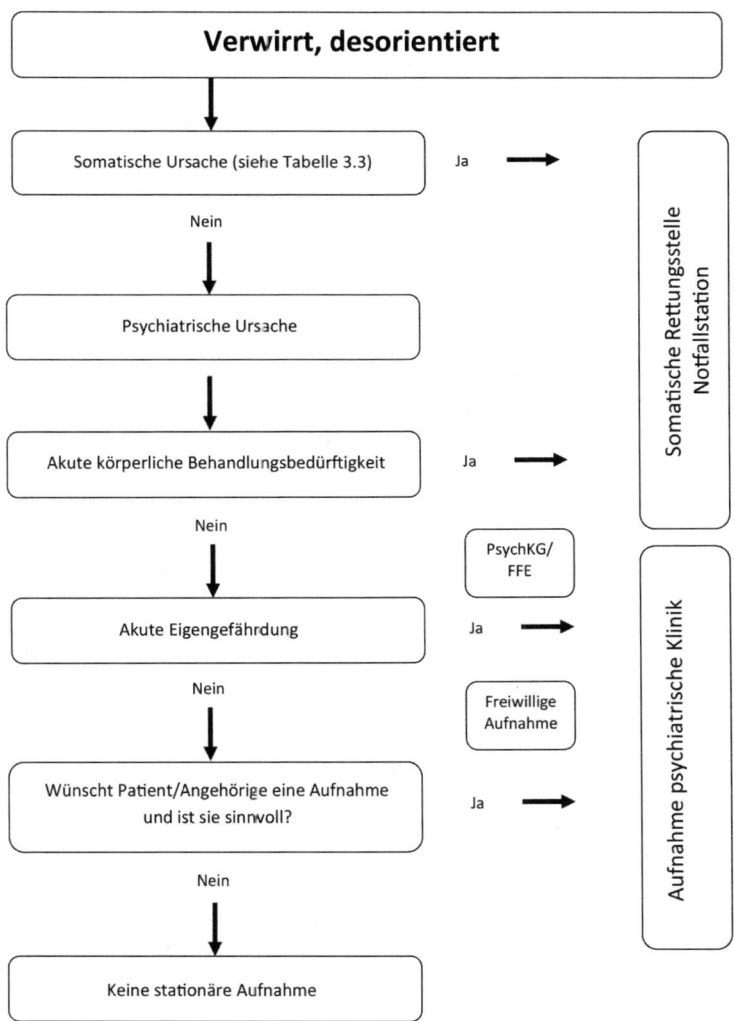

Abb. 3.3: Vorgehen beim verwirrten Patienten

orientiert, heißt das also noch lange nicht, dass er nicht zu Hause alleine leben kann.

Alle Faktoren, die Verwirrtheit begünstigen, sollten ausgeschaltet werden:

- Kein Umgebungswechsel (auch Raumwechsel im Altersheim oder Krankenhaus).
- Orientierungshilfen (Beschriftung der Tür mit Namen, Anbringen von Kalendern etc.).
- Ruhige Situation, klarer Kontext (kein Gangbett, ideal Angehörige am Bett).
- Tagsüber Mobilität herstellen, begleitete Spaziergänge (kein Schwedenstuhl!), Fitness, Lichtexposition, Ausflüge, dem Patienten bekannte Aktivitäten wie Kochen, Tanzen etc.
- Nichtpharmakologische Schlafhilfen (Massage, Entspannungsmusik, warmes Getränk (Orangenblütentee), Geräuschreduktion.
- Keine Abschottung durch fehlende Brille, Hörhilfen, fehlende Uhr und Kalender.
- Keine stundenlangen Untersuchungen, die zum Ausfall von Mahlzeiten führen.
- Immer Zugriff zu Nahrung und Trinken ermöglichen und dieses bilanzieren.
- Idealerweise keine Katheteranlage aber Sicherstellen, dass kein Harnverhalt.
- Keine Medikamentenumstellung, Absetzen delirogener Medikamente.
- Keine Sedativa zur Nacht.
- Sicherstellen von Schmerzfreiheit.

4   Verzweiflung und Suizidalität

90 % der Suizide erfolgen bei Menschen, die eine psychiatrische Erkrankung haben. 80–90 % dieser vorübergehend suizidalen Menschen können sehr erfolgreich therapiert werden und bewerten ihre Lebensbilanz im Anschluss einer Behandlung anders, d.h., die meisten Personen bereuen es, überhaupt an Suizid gedacht zu haben und können es sich kurze Zeit nach einem Suizidversuch gar nicht mehr vorstellen.

4.1   Was ist Suizidalität?

Suizidalität immer ansprechen. Der Patient fühlt sich dadurch entlastet und die meisten Suizide werden angekündigt. Das Suizidrisiko steigt mit dem Alter und liegt bei Männern mit 54,7 und Frauen mit 59,0 eher im oberen Lebensdrittel. Die höchste Suizidquote (und Dunkelziffer) findet sich bei über 80-jährigen Menschen. Migration erhöht das Suizidrisiko, religiöser Glauben verringert das Risiko. Alleinstehende Personen sind stärker von Suizidalität betroffen, wobei hier die höhere Risikogruppe geschiedene, verwitwete oder getrennte Personen darstellen.

90 % der Menschen, die durch Suizid sterben, haben eine oder mehrere psychiatrische Diagnosen, am häufigsten eine Depression (F32), Alkoholabhängigkeit (F10) oder Substanzmittelabusus (F10–19), bipolare Störung (F31) und Schizophrenie (F20). Weitere allgemeine Risikofaktoren stellen Arbeitslosigkeit, städtischer Wohnsitz, Erhängen als Suizidmethode sowie Schulden oder zum Tode führende Erkrankungen dar. Risikofaktoren sind des Weiteren Missbrauchsanamnese, Alkohol- und Substanzgebrauch, soziale Isolation, Armut und eine positive Familienanamnese sowie Zugang zu Suizidmethoden.

Die häufigste Methode des Suizids in Deutschland ist das Erhängen (ca. 4 500/Jahr), Vergiftung (ca. 1 500/Jahr) und Sturz in die Tiefe (ca. 888/Jahr) sowie sich werfen vor ein bewegendes Objekt (ca. 572/Jahr). Lediglich 100 von ca. 10 000 Suiziden in Deutschland ereignen sich durch Schneiden mit einem scharfen Gegenstand.

Tab. 4.1: Die allgemeinen Risiken für einen Suizid

Alter	Männlich	Geschieden, Verwitwet
Depression	Sucht	Psychose
Erhängen	Schusswaffe	Sprung
Migration	Obdachlos, Arbeitslos	Berentet
Geplanter Suizid	Vorhergegangener Suizid	Suizid in der Familie

2012 gab es in der Schweiz 1 037 Suizide (752 Männer), davon 323 durch Erhängen, 205 durch Schusswaffen, 132 durch Vergiftung und 377 durch andere Suizidmethoden. Der assistierte Suizid in der Schweiz wird seit 2003 nicht mehr zu den offiziellen Suizidzahlen gerechnet und betrug 2012 508 Todesfälle, wovon 307 Frauen und 423 über 65 Jahre alt waren.

Die höchste Anzahl an Suiziden erfolgt bei alkoholabhängigen und depressiven Patienten außerhalb von psychiatrischen Kliniken (Bertolote et al. 2010). Hier kann man spekulieren, dass ein verbessertes Image der Psychiatrie (offene Psychiatrie auf Augenhöhe, moderne, innovative, leitlinienbasierte Therapieverfahren, Psychotherapie) zu einer Reduktion von Suiziden beitragen könnte, indem den Menschen die Angst vor der Institution genommen wird.

Sind Patienten mit Suchterkrankungen und Depressionen in professioneller Behandlung, sinkt die Suizidquote, sie sind innerhalb der Kliniken bei professioneller Behandlung in der Regel nicht mehr suizidal. Innerhalb psychiatrischer Kliniken bringen sich eher Patienten mit Psychosen um, wobei es hier auch zeitliche Veränderungen über die Jahre gibt (Wolfersdorf et al. 2014). Hier sind Zwangsmaßnahmen, Stigmatisierung und Nebenwirkungen von Neuroleptika in der ersten Behandlungswoche sowie auch eine fehlende Response im Verlauf Risikofaktoren.

Suizide bei paranoid schizophrenen Patienten können durch den vermehrten Einsatz von Clozapin und Olanzapin gesenkt werden, Suizide von bipolaren Patienten durch den konsequenten Einsatz von Lithium.

In der Psychiatrie kann nicht Suizidalität per se behandelt werden, sondern lediglich die ihr zugrunde liegende Erkrankung. Der suizidale Patient kann unterschiedliche Diagnosen haben und sich entsprechend unterschiedlich präsentieren und andere Vorgehensweisen erfordern.

4.1.1 Gibt es Scores, um das Suizidrisiko zu erfassen?

Akute Suizidalität heißt eine plötzlich ausbrechende, drohende, gefährliche und damit zu raschem Handeln zwingende Suizidalität. Das Erkennen einer akuten Suizidalität und damit die Voraussage von Suiziden ist so gut wie unmöglich, viele Autoren kommen zu der Bilanz, dass es keine Kriterien gibt, die einen Suizid verlässlich voraussagen können (Bryan u. Rudd 2006, Bertolote 2010, Gaynes 2004, La Bode u. Sher 2011).

Tab. 4.2: Suizid-Score

Faktor	Punktezahl
Geschlecht männlich	1
Alter unter 19 oder über 45	1
Depression oder Hoffnungslosigkeit	2
Suizidversuche in der Vorgeschichte	1
Exzessiver Alkohol oder Drogengebrauch	1
Verlust rationaler Gedanken	2
Getrennt, geschieden, verwitwet	1
Organisierter oder schwerer Suizidversuch	2
Keine soziale Unterstützung	1
Bestätigte Suizidabsicht	2

Entsprechend gibt es keine guten Scores oder Skalen für die sichere Voraussage oder einen Ausschluss von Suizidalität, da die zugrunde liegenden Erkrankungen sehr unterschiedlich sind. Hockberger hat 1988 einen Score entwickelt, der immerhin mit einer Sensitivität von 95 % und Spezifität von 71 % anzeigen kann, ob ein Patient von einem Psychiater stationär aufgenommen werden würde (Hockberger u. Rothstein 1988). In diesem Score sind Risikofaktoren für Suizide praktisch zusammengefasst. In zugrunde liegenden ersten Stichproben waren keine Suizide bei Patienten, die einen Score unter 6 Punkten aufwiesen, dokumentiert worden (*Tab. 4.2*).

Um Risikofaktoren quasi zu gewichten, wurde auch als Handlungsgrundlage für Nichtpsychiater der amerikanische *"SAD PERSONS"*-Score entwickelt, der ebenfalls die 10 relevantesten Suizidrisiken beinhaltet (*Tab. 4.3*).

> Aus den *„Sad Persons"*-Kriterien kann ein Score gebildet werden und dabei gilt, dass ab einem Score von 6 ein Psychiater hinzugezogen und ab einem Score von 8 ein stationärer Aufenthalt erwägt werden sollte.

Lehle hat 2003 Kriterien zum Einschätzen einer Suizidalität erarbeitet, er wertet als *relevante krankheitsübergreifende Risikofaktoren* eine vorliegende Krisensituation, traumatische Krise, existenzbedrohende Situation, Beschäftigung mit Ruhewünschen, Sterben, Tod und Sui-

Tab. 4.3: Sad Persons-Score

S.....Sex	1	R......Rational Thinking Loss	2
A.....Age	1	S......Social Support lacking	1
D.....Depression and Bipolar Disorder	2	O.....Organized Plan	1
P......Previous Suicide Attempt	2	N.....No spouse, no kids	1
E......Ethanol	1	S.....Stated Future Intent	2

zid, je konkreter desto gefährlicher, Einengung auf suizidale Gedanken, quälend erlebte Schlafstörungen, Unruhe, Wertlosigkeit, Hilflosigkeitserleben und Panikzustände. Weiter definiert er *Handlungsbedarf* bei den Kriterien Suizidversuch innerhalb der vorausgehenden 2 Wochen und/oder konkrete Vorbereitung eines Suizides, Hoffnungslosigkeit, Resignation, schwerer Schuldwahn, Verarmungswahn, Versagenswahn, ängstigende oder bedrohlich erlebte Wahninhalte und wenn der Aufbau einer tragfähigen Beziehung nicht möglich erscheint (Lehle et al. 2003).

4.1.2 Kann man einen Suizid voraussagen?

Ähnlich wie auch bei Gewaltereignissen, scheint der wichtigste Risikofaktor zum Abschätzen einer akuten Suizidgefahr bereits bestehende schwere Suizidversuche in der Vorgeschichte zu sein. Suizide können nur verhindert werden, wenn das zugrunde liegende Störungsbild optimistisch, leitlinienbasiert und vor allem erfolgreich behandelt wird. Gut sind klare Absprachen, engmaschige Kontakte und verbindliche psychotherapeutische Gespräche.

Letztlich bleibt, dass die exakte Risikobewertung vielleicht für eine Lebenszeitsuizidalität theoretisch relevant sein kann, jedoch für einen akuten Suizid nicht prädiktiv sein wird, da meistens der konkrete Entschluss für einen Suizid 10 Minuten vor der Tat erfolgt. Das heißt, dass es 50-mal mehr *„Sad Persons"* gibt, die sich niemals suizidieren werden, als solche, die es tun, und wenn sie sich tatsächlich suizidieren sollten, dann ist immer noch der Zeitpunkt nicht vorhersehbar.

Als Beispiel wurde in einer großen prospektiven Untersuchung bei 4 800 Probanden 67 Suizide beobachtet und 45 Risikofaktoren isoliert. Einzelne Werte waren nicht prädiktiv, in der Gesamtheit können jedoch unter Gewichtung der 45 Faktoren die Hälfte der Suizide vorausgesagt werden. Obwohl also in einer großen Stichprobe mit der Sensitivität von 55 % und der Spezifität von 74 % ein Suizid vorhersagbar war, waren nicht unerhebliche 1 206 Personen in diesem Sample von falsch positiven prognostischen Prophezeiungen betroffen und die Hälfte der Suizide wurde nicht vorausgesagt.

Bei fehlender Prognostizierbarkeit von Suiziden werden dann unter Umständen allgemeine Maßnahmen ergriffen (geschlossene Abteilungen für alle eintretenden Patienten, großzügige gerichtliche Unterbringungen wegen Eigengefährdung, automatisches Rückhalterecht von Patienten für 48 Stunden, Zwangsbehandlungen, Überwachungen), die einerseits den Patienten unmittelbar Schaden zufügen, andererseits aber auch der Psychiatrie als Fach Schaden zufügen können. Ein negatives Image der Psychiatrie sorgt dafür, dass Patienten, die suizidal sind, eine psychiatrische Behandlung nicht in Anspruch nehmen, aus Angst vor Gewalt und Entmündigung, sodass schätzungsweise nur 10 % der depressiven Patienten derzeit tatsächlich psychiatrisch behandelt werden. Daten von 742 Suizidopfern in deutschen psychiatrischen Kliniken demonstrieren, dass diejenigen, die sich das Leben nahmen, retrospektiv nicht ausreichend behandelt worden waren.

Zusammenfassend kann man sagen, dass die beste Suizidprophylaxe nicht eine vertiefende – trotzdem unpräzise – Einschätzung der Suizidalität selbst, sondern eine möglichst effektive, erfolgreiche Behandlung der zugrunde liegenden Erkrankung in jedem Einzelfall (suizidal oder nicht) ist.

Diese setzt eine sichere klinische Diagnose voraus, und in der Therapie ein beherztes Vorgehen. Im klinischen Alltag ist es am gefährlichsten und am häufigsten, dass eine wahnhafte Depression übersehen oder unterschätzt wird oder wahnhafte Patienten unbehandelt Risiken ausgesetzt werden.

4.2   Welche Diagnosen stecken dahinter?

Suizidalität kann grundsätzlich bei allen psychischen Störungen auftreten. Am häufigsten liegt eine **Depression (F31–F39)** vor. Auch **psychotische Erkrankungen (F20–F29)**, **Suchterkrankungen (F10–F19)** und **Borderline-Persönlichkeitsstörungen (F60.3)** sind mit erhöhter Suizidalität assoziiert. In *Tab. 4.4* sind die Grobmerkmale dieser Diagnosen aufgeführt.

Tab. 4.4: Häufige Diagnosen von Suizidalität und ihre Symptome

Diagnose	Psychose	Depression	Abhängigkeit	Borderline-Störung/ Narzisstische Persönlichkeitsstörung
Kontakt	verschlossen, misstrauisch, häufig kein subjektiver Leidensdruck	zugänglich offen, Hilfe suchend	zugänglich offen, Hilfe suchend, evtl. gereizt	offen, (macht evtl. Komplimente), aufmerksamkeitssuchend
Stimmung	Angst, euphorisch bis dysphorisch	gedrückt, keine Gefühle, versteinert	weinerlich, labil, euphorisch bis dysphorisch, schwankend bis aggressiv	labil, schwankend, wechselnd, Selbsteinschätzung nicht möglich
Schlaf	seit Wochen vermindert/verändert	seit ein paar Wochen vermindert/verändert	schwankend, seit Jahren	schwankend, seit Jahren
Gedankengang	unverständlich, nicht immer nachvollziehbar	nachvollziehbar, verständlich langsam	nachvollziehbar, verständlich	nachvollziehbar, verständlich

Tab. 4.4: Häufige Diagnosen von Suizidalität und ihre Symptome (Forts.)

Diagnose	Psychose	Depression	Abhängigkeit	Borderline-Störung/ Narzisstische Persönlichkeitsstörung
Gedankeninhalte	fühlt sich gemobbt, verfolgt, gesteuert, nicht korrigierbar	„Ich bin schuld", „Ich habe alles falsch gemacht", „Ich bin nichts wert"	schwankend von selbstüberschätzend bis selbstmitleidig	„Die anderen sind schuld", „Keiner kümmert sich um mich", „Keiner erkennt meine Leistung an", „Keiner sieht mich"
Halluzinationen	Stimmenhören, sieht um sich, wirkt abgelenkt	keine	keine	keine
Antrieb	gesteigert oder vermindert, wechselnd	vermindert	normal	normal
Krankheitseinsicht	meist nicht vorhanden	vorhanden	vorhanden	vorhanden

Tab. 4.4: Häufige Diagnosen von Suizidalität und ihre Symptome (Forts.)

Diagnose	Psychose	Depression	Abhängigkeit	Borderline-Störung/ Narzisstische Persönlichkeitsstörung
Suizidgedanken	der Patient verneint diese auch aus Angst vor Restriktion und Autonomleverlust	„Ich sollte mich umbringen, weil ich nichts mehr wert bin, kann es aber meinen Angehörigen nicht antun"	Gibt intoxikiert Suizidgedanken an, lehnt bei sinkendem Promillewert Suizidalität wieder ab	„Wenn meine Frau sich trennt, bringe ich mich um", „Wenn ich nicht stationär aufgenommen werde, bringe ich mich um"
Realitätsbezug	eher nicht vorhanden	vorhanden	vorhanden	vorhanden
Symptome	eher schwer nachfühlbar	gut nachfühlbar	gut nachfühlbar	eher schwer nachfühlbar
Hilfeverhalten	sucht keine Hilfe	sucht Hilfe	sucht intoxiziert meist Hilfe, lehnt im Verlauf Hilfe ab	sucht Hilfe

4.3 Was ist konkret zu tun?

Eine Überwachung alleine kann Suizide nicht verhindern und eventuell sogar provozieren, wie alarmierend hohe Suizidzahlen aus Gefängnissen, gerade bei isolierten und überwachten Insassen zeigen. Auch die oft übliche Praxis des „Antisuizidpaktes" wird von vielen Autoren als eher bedenklich eingestuft, da sie möglicherweise nur der Beruhigung des Arztes dient, aber einen suizidalen Patienten nicht von einer suizidalen Handlung abbringen wird. Zumal dieser in der Regel nicht paktfähig sein wird. Bleibt also ein guter und engmaschiger therapeutischer Kontakt, verbindliche Absprachen, eine effektive, antisuizidale Pharmakotherapie, ein Ernstnehmen von Symptomen, das Stützen eines ressourcenorientierten Ansatzes, Vertrauen auf die Selbstheilungskompetenz und die Fähigkeiten des Patienten sowie ein hoffnungsstiftendes, optimistisches und vertrauendes Verhältnis. Dem Patienten muss klar sein, dass er verstanden wurde, und er muss sich sicher sein können, dass ihm geholfen wird.

Ein unsicherer Therapeut, der bei der ersten suizidalen Äußerung einen Patienten wegverlegt, die Beziehung abbricht und damit die Hoffnungslosigkeit des Patienten unterstreicht oder ein Therapeut, der Symptome und Bedürfnisse des Patienten nicht erkennt und/oder sie nicht ausreichend ernst nimmt (und damit den Patienten nicht ernst nimmt) und behandeln kann, wird mehr Suizide in seiner Statistik aufzuweisen haben als Therapeuten, die an ihren Patienten und deren Heilung glauben, ihn und seine Anliegen ernst nehmen, ihn genau dort unterstützen, wo er Hilfe annehmen möchte, optimistisch sind, ihm helfen zu können, und alle Möglichkeiten (medikamentös, sozial und psychotherapeutisch) dazu ausschöpfen.

Auch gilt insbesondere bei persönlichkeitsgestörten Patienten und Abhängigkeitserkrankten, dass nicht passiv geheilt werden kann oder sogar gegen den Willen des Patienten, sondern nur in gemeinsamer Anstrengung. Schädlicher Regression, Drohen mit Suizidalität, Konsum von Alkohol und Tabletten sollte entsprechend mit einer Therapiepause statt mit Eskalation von – dann ethisch nicht zu rechtfertigenden – Zwangsmaßnahmen entgegengewirkt werden, da dieses Verhalten eine konstruktive Therapie mit Aussicht auf Besserung ausschließt.

Eine Verlegung von suizidalen Patienten auf „geschlossene Stationen" wird derzeit kontrovers diskutiert. Zumal eine Verlegung per se die Suizidquote erhöht. Die wenigen Forschungsarbeiten zu diesem Thema zeigen, dass die in den Leitlinien geforderte Kontaktintensivierung auf geschlossenen Stationen nicht stattfindet. Gleichzeitig wird die mit Suiziden assoziierte Stigmatisierung und Hoffnungslosigkeit getriggert und „antisuizidale" Angebote wie Psychotherapie, regelmäßige Einzelarztgespräche und engmaschige Gespräche mit Pflegefachpersonen sind seltener im Vergleich zu offenen Stationen, die traditionell mehr mit der Beziehung arbeiten als mit „Sicherheitsmaßnahmen".

Offenheit gegenüber Gefühlen wie Autoaggression, Trauer, Angst, Verzweiflung muss hergestellt werden (wenn ein Patient beim Äußern von Suizidgedanken isoliert oder verlegt wird, fördert das nicht die Offenheit).

Das Umfeld und verfügbare Ansprechpersonen sollen aktiviert und der Zugang zu ihnen in einem Notfallplan erleichtert werden: Familie, Polizei, Krisendienst, Seelsorger, Psychologen, ambulante Anlaufstellen. Die beste Suizidverhinderung ist ein optimistischer Therapeut und eine enge therapeutische Beziehung sowie Intensivierung des Kontaktangebotes und psychotherapeutische Unterstützung.

Wichtig ist allgemein, ressourcenorientiert zu arbeiten und nicht defizitorientiert auf Risiken und deren Absicherung zu beharren. Gründe, die ein Weiterleben sinnvoll machen und Schutzfaktoren werden erarbeitet und hervorgehoben. Der Teufelskreis aus Sicherheitsmaßnahmen (geschlossene Station, Isolation, Überwachung) und Stigmatisierung und die daraus wieder resultierenden Suizidrisiken und Hoffnungslosigkeit sollten vom Behandler erkannt und diesen mit Mut entgegengewirkt werden.

Einige spezielle **klinische Aspekte** sollten dringend beachtet werden:

1. Eine antidepressive Therapie behandelt Depressionen, aber wirkt nicht akut antisuizidal.

2. Eine gesteigerte Aktivität bei anhaltend gedrückter Stimmung kann Suizide fördern. Aus diesem Grund sollte bei akut depressiven Patienten immer eine hoch dosierte Gabe von Benzodiazepinen und evtl. auch Neuroleptika erfolgen, um den akuten Handlungsdruck zu dämpfen.

3. Benzodiazepine sind unentbehrlich, um den Schlaf wiederherzustellen, die Angst zu reduzieren und Getriebenheit zu vermeiden, jedoch nicht ausreichend, um einen latenten Wahn zu entaktualisieren, der vielleicht den Grund für einen Suizid darstellt.

4. Bei Wahn sollte immer eine Kombination aus Benzodiazepinen und Neuroleptika erfolgen, da die Entängstigung alleine durch Benzodiazepine Fehlhandlungen sogar triggern kann. Psychopharmaka dürfen keine neuen Nebenwirkungen einbringen, die wiederum das Suizidrisiko erhöhen, wie Überstimulation, Schlafstörungen, Angst (aktivierende Antidepressiva), Akathisie, Dysphorie und Depression (primär dopaminantagonistische Neuroleptika). Nachtdienst und Wochenenddienst müssen Kenntnis vom suizidalen Patienten haben, und die Betreuungsdichte sollte individuell und in Absprache mit dem Patienten (was er sich zutraut) angepasst werden von regelmäßigen Sichtkontakten bis zur Einzelbetreuung.

5. Mehrere Studien belegen eine Verringerung von Suizidalität, Suiziden und Suizidversuchen durch psychotherapeutische Interventionen und zwar scheinbar unabhängig von Therapieform, Dauer des Programms, Diagnose und Therapieschule (Nemeroff et al. 2003, Rudd et al. 2015, Stoffers et al. 2012, Tarrier et al. 2008). Es sollten entsprechend auf allen psychiatrischen Abteilungen psychotherapeutische Konzepte vorgehalten werden.

Sehr gute Leitlinienempfehlungen zum Umgang mit Suizidalität bietet die European Psychiatric Association (EPA):

- Die psychiatrische Grunderkrankung muss *State of the Art* behandelt werden.
- Es soll kognitive Verhaltenstherapie angewendet werden.
- Es muss eine antidepressive Behandlung (ohne Risikominderung in den ersten 10–14 Tagen) erfolgen.
- Anxiolytika und Hypnotika sollen bei Angst und Schlaflosigkeit eingesetzt werden.
- Es soll eine Langzeitbehandlung mit Lithium erfolgen.
- Schizophrene Patienten sollen mit Clozapin behandelt werden.
- Die Familie soll einbezogen werden.
- Es soll eine psychosoziale Stabilisierung erfolgen.

4.4   Wie ist die therapeutische Haltung?

4.4.1 Haltung des Therapeuten bei Depression

Der Patient muss sich sicher sein, dass der Therapeut ihn verstanden hat. Der Patient muss sich sicher sein, dass ihm erfolgreich geholfen werden kann. Der Arzt muss dem Patienten garantieren, dass seine depressive Symptomatik nur vorübergehend ist und eine Besserung absolut zu erwarten ist und die Behandlungserfolge bei 90 % beim ersten Ansatz liegen. Hier ist Überzeugung und Optimismus alles, dass ein Drittel der Menschen Depressionen hat und diese in der Regel einmalig auftreten und dann nie wieder und all die negativen Wahrnehmungen des Patienten durch die Depression zu erklären sind.

Alles, was zu einer unmittelbaren Entspannung des suizidalen Patienten beitragen kann, muss in der akuten Situation mobilisiert werden (zum Beispiel Benzodiazepine, neuroleptische Begleitmedikation, Einzelbetreuung, Einzelzimmer, Massage, Entspannungstraining). Es sollen möglichst viele Gründe aufgezeigt und gefunden werden, die dafür sprechen, dass es sehr schnell besser gehen wird. Auch Leistungen des Patienten sollten lobend hervorgehoben und nicht als selbstverständlich betrachtet werden (Gruppenteilnahme, Aufsuchen der Rettungsstelle, Warten mit dem Suizid). Es muss dem Patienten klar sein, dass Suizidalität in 100 % der Fälle situationsabhängig ist und in einigen Tagen die Bilanz wieder positiv sein wird.

Hauptgrund für einen **Suizid bei depressiven Patienten** ist die unzureichende antidepressive Behandlung, das Übersehen eines Wahns, die fehlende Vermittlung von Hoffnung durch den Therapeuten. Nicht selten bringen sich depressive Patienten um, wenn der Therapeut beschlossen hat, dass es keine Therapieoption mehr gibt, also sich der negativen Bilanz des Patienten anschließt. Die stete Vermittlung von Hoffnung und Optimismus durch den Therapeuten verhindert Suizide, genauso wie auch eine evidenzbasierte Therapie (die ein gezieltes Vorgehen bei Therapieresistenz einschließt). Oft werden Medikamente nicht ausdosiert, deren Wirksamkeit nicht abgewartet, keine effektiven Medikamente eingesetzt und Verfahren, die bei Therapieresistenz indiziert sind, nicht angewandt. Hier sollte dringend anhand der Leitlinien gearbeitet werden.

4.4.2 Verbindlicher Kontakt

In den deutschen Leitlinien zur Behandlung der unipolaren Depression (S3-Leitlinie) wird folgende Empfehlung zum Umgang mit akuter Suizidalität gegeben, die wortwörtlich auch in die deutschen S3-Leitlinien zur Behandlung von bipolaren Störungen übernommen wurde:

Suizidale Patienten müssen eine **besondere Beachtung und Betreuung im Sinne einer Intensivierung des zeitlichen Engagements und der therapeutischen Bindung** erhalten. Das konkrete Betreuungsangebot richtet sich nach den individuellen Risikofaktoren, der Absprachefähigkeit des Patienten und Umgebungsfaktoren. Bei Verdacht auf akute Suizidalität sollte immer eine 1:1-Betreuung ermöglicht werden, in der Folge dann stündliche oder zweistündliche Kurzkontakte durch das Pflegepersonal erfolgen und tägliche

Arztgespräche mit Beziehungskontinuität (siehe auch Übersicht *Tab. 4.5*).

4.4.3 Effektivste Pharmakotherapie

Bei suizidalen Patienten muss vor allem **effektiv und zügig** behandelt werden. Auch Therapieresistenz als solche darf nicht zu früh angenommen werden, sondern es muss nach Leitlinien die Therapie eskaliert werden. Die am effektivsten wirksamen Antidepressiva sind **Mirtazapin und Venlafaxin** und sollten bei schweren Depressionen als Mittel der Wahl betrachtet werden (Cipriani et al. 2009). Für leichtere Depressionen erscheinen bei etwas geringerer Wirksamkeit Escitalopram und Sertralin geeigneter, da sie etwas weniger Nebenwirkungen einbringen (Cipriani et al. 2009).

Lithium ist nicht nur das Mittel der Wahl für die Phasenprophylaxe bei bipolaren Störungen, sondern es ist auch in seiner antisuizidalen Wirkung bei unipolaren Depressionen einzigartig und reduziert das Suizidrisiko um 85 % (Bschor 2014).

Deshalb ist die Lebenserwartung von Lithiumpatienten mit unipolarer Depression 2 Jahre höher (Guzzetta et al. 2007) und bei bipolaren Patienten ist die Rate lebensbedrohlichen suizidalen Verhaltens während der Lithiumbehandlung ca. 7- bis 14-fach geringer (Baldessarini et al. 1999). Absetzen von Lithium stellt einen Risikofaktor für Suizid dar und erhöht suizidales Verhalten um das 20-fache (Baldessarini et al. 1999). Die Mortalitätsraten und Suizidraten sind unter Lithiumtherapie deutlich niedriger als unter Antipsychotika, Antidepressiva, Benzodiazepinen und Valproat (Toffol et al. 2015). Des Weiteren werden Suizide verhindert, wenn schnell eine Schlafnormalisierung eintritt, wie es durch **Quetiapin oder Olanzapin** gewährleistet ist (Pompili et al. 2012, Brunner et al. 2014). Für beide Medikamente wurde eine antisuizidale Wirkung nachgewiesen. Eine möglichst hoch dosierte Gabe von **Benzodiazepinen** ist unerlässlich um Suizidalität, Angst und Grübeln sowie Unruhe und Agitation zu beenden. Benzodiazepine erniedrigen ebenfalls die Suizidquote signifikant (Toffol et al. 2015).

4.4.4 Haltung des Therapeuten bei Schizophrenie

Oft erzeugen bei psychotischen Menschen sowohl die Trennung als auch die Aufnahme einer Beziehung Ängste. Der Wahn dient nicht selten der Flucht aus der unlösbaren Situation, dem Dilemma aus Nähe und Distanz. Wichtig ist, sich authentisch auf den Patienten einzulassen und sein Erleben als echt zu werten und nicht besserwisserisch oder überlegen infrage zu stellen.

Durch komplementäres Verhalten kann eine vertrauensvolle Atmosphäre geschaffen werden, wenn also der Patient laut ist, muss man leise werden, wenn er Angst hat, muss man entspannt reagieren, wenn er unruhig ist, wird man ruhig bleiben. Es sollte nicht gewertet und nicht fremdanamnestische Fakten dem Bericht des Patienten entgegengesetzt werden (die Polizei hat mir aber berichtet ..., ihre Mutter hat aber gesagt, dass ...).

Was Patienten schildern, ist das, was sie erleben und genau in diesem Erleben muss der Therapeut eine Möglichkeit finden, sie empathisch ohne Bewertung zu unterstützen. Dem Patienten muss klar werden, dass der Therapeut ihm helfen möchte und auf seiner Seite steht, als Anwalt auch gegen Ansprüche von Nachbarn, Angehörigen und Umfeld. Der Patient muss sich sicher sein, dass er vom Therapeuten nichts zu befürchten hat und dass dieser seine Probleme erkennt und mit ihm gemeinsam lösen möchte.

Sobald der Therapeut den Wissenden und Überlegenen spielt, wird der Kontakt abbrechen. Entsprechend muss der Therapeut nicht nur den Menschen hinter der Psychose mögen, sondern auch neugierig sein und gespannt auf die Dinge, die der Psychosekranke zu berichten weiß. Die doppelte Buchführung des Patienten muss vom Therapeuten realisiert und genutzt werden: Der Patient weiß meist, dass er Hilfe und Medikamente benötigt, um wieder wirklich autonom zu sein, ohne die Beeinträchtigung der Psychose. Er kann aber auch nicht einfach ein Medikament einnehmen, weil es seine Stimmen verbieten und/oder er Angst vor einem Autonomieverlust hat und dass das Sicherheitsgerüst der Psychose einstürzt. Hier ist sogar manchmal eine paradoxe Intervention erfolgreich.

Der Therapeut sollte die Psychose als gegeben annehmen und aus dieser berichteten Realität heraus Wege finden, wie er die Medikamenteneinnahme für den Patienten begründen kann. Er kann hinterfragen, wo es beim Patienten einen Leidensdruck gibt und das Medikament so begründen, ohne den Wahn infrage zu stellen.

Oft sind auch Patienten in ihrer Ambivalenz entlastet, wenn ein Entscheid zu einer Zwangsmedikation getroffen wird bzw. klar ist, dass das Team die Verantwortung in diesem Moment übernimmt und den Patienten nicht seinem inneren Hin und Her überlässt. Wichtig dabei ist, dass der Patient zu diesem Zeitpunkt weiß, dass der Therapeut auf seiner Seite steht. Der Therapeut muss einerseits die Festigkeit haben, eine Therapie durchzusetzen und andererseits die kreative Leistung der Psychose, die oft eine Funktion erfüllt, anerkennen. Erkannt werden muss auch die Angst des Patienten, wenn ihm Psychose oder Autonomie genommen werden soll. Der Wahn umgibt den Patienten wie eine Seifenblase und Ziel ist nicht, diese zum Platzen zu bringen, sondern durch diese Blase einen Faden zu spinnen zum Inneren des Patienten.

> Angst, die Psychosekranke haben, überträgt sich oft auf den Therapeuten und führt bei fehlender Reflexion zu Handlungen aus der Angst heraus, die dann die Situation eskalieren.

Diese Handlungen aus Angst sind „Sicherheitsvorkehrungen", die jedoch die Beziehung zum Patienten zerstören und damit vielleicht der subjektiven Sicherheit des Therapeuten zuträglich sind, aber den Patienten nicht schützen.

4.4.5 Psychosenpsychotherapie

Bei Psychosepatienten sinkt mit psychotherapeutischer Einbindung und gesteigertem Kontaktangebot das Risiko für einen Suizid. Leider werden psychotherapeutische Angebote nicht auf allen psychiatrischen Akutstationen vorgehalten und auch ambulant werden Menschen mit Psychosen oft nicht von geschulten Psychotherapeuten begleitet. Trotzdem ist Psychosebehandlung ohne psychotherapeutische Begleitung laut sämtlichen Leitlinien nicht mehr evidenzbasiert, da sie die Behandlungseffizienz deutlich erhöht (Huhn et al. 2014).

4.4.6 Effektive Pharmakotherapie

Hauptgrund für den Suizid eines psychotischen Patienten ist, dass ein Wahn nicht erkannt wird bzw. nicht effektiv behandelt wird und/oder eine depressive Symptomatik nicht erkannt und/oder behandelt wird. Die therapeutische Haltung ist häufig dann eher resignativ (der Wahn, die Stimmen, gehen nicht mehr weg, sind therapieresistent, der Patient muss damit klarkommen, der Patient braucht eine Depotmedikation, da er sowieso keine Medikamente einnimmt etc.). Das Ernstnehmen des Patienten und Erkennen seines individuellen Leidensdrucks verhindert hier Suizide.

Die **Clozapintherapie** ist die erste Wahlmedikation, wenn ein Patient einen Suizidversuch begangen hat oder 2 Behandlungsversuche mit anderen Präparaten gescheitert sind. Sie erniedrigt die Suizidrate im Vergleich zu anderen Neuroleptika um das ca. 6-Fache (Tiihonen et al. 2009, Meltzer 2005). Typische Neuroleptika gehen mit einem deutlich erhöhten Suizidrisiko einher (Kiviniemi et al. 2013, Haukka et al. 2008). Die Mortalität unter Typika (p=0.034) liegt deutlich über der der Atypika (p=0.005), wobei Risperidon (p=0.831) den Mittelwert der Atypika eher drückt und andere Typika (Levomepromazin) effektiver sind als der Schnitt der Atypika. Patienten, die gar keine Antipsychotika nehmen, haben eine im Vergleich deutlich höhere Suizidquote (Haukka et al. 2008, Tiihonen et al. 2009).

Die Mortalität durch Agranulozytose unter Clozapintherapie liegt bei 0,01 % der Patienten (Agid et al. 2011) und steht einem 30-fach höheren Risiko eines vollendeten Suizids im ersten Jahr der Erkrankung und einem 200-fach höheren Risiko eines vollendeten Suizids nach 10 Jahren (Nordentoft et al. 2011) sowie einem 600-fach höheren Risiko eines vollendeten Suizids nach 36 Jahren gegenüber (Jones et al. 2006). In einer finnischen Kohortenstudie bei ca. 1 600 schizophrenen Patienten konnte gezeigt werden, dass auch eine neuroleptische Behandlung mit Olanzapin oder Polypharmazie mit einer erniedrigten Suizidquote verbunden war (Haukka et al. 2008).

> Die wichtigste medikamentöse Strategie bei Suizidalität ist, die antipsychotische Wirksamkeit zu steigern, da viele Patienten durch unerträgliche Restsymptome suizidal werden.

Am wirksamsten ist neuroleptisch der Einsatz von Amisulprid, das neben Olanzapin und Clozapin zum stärksten Symptomrückgang führen sollte (Leucht et al. 2013). Auch eine Zusatzbehandlung mit einem Antidepressivum (zum Beispiel Escitalopram), was ebenfalls neben Venlafaxin suizidprophylaktisch bei Psychosen zu sein scheint (Haukka et al. 2008), kommt infrage. Eine Faustregel ist, je stärker und selektiver D2-antagonistische Effekte eines Medikaments sind, desto größer ist der depressiogene Effekt.

4.4.7 Haltung des Therapeuten bei Suchterkrankungen

Suizidalität tritt bei allen Suchterkrankungen häufig auf. Für die Alkoholabhängigkeit ist sie mittlerweile auch gut untersucht. Auch bei drogenabhängigen Patienten findet sich eine erhöhte Suizidrate (Bronisch 2007). Bei suizidalen Suchtpatienten gelten in der Regel die gleichen Maßnahmen w e bei depressiven Patienten ohne Suchtproblem. Weitere psychiatrische Komorbiditäten wie Persönlichkeitsstörungen sind hier ebenfalls zu berücksichtigen. Zur therapeutischen Haltung bei Suchterkrankungen allgemein s. *Kapitel* 6.

4.4.8 Haltung des Therapeuten bei persönlichkeitsgestörten Patienten

Bei persönlichkeitsgestörten Patienten ist es wichtig, klare Vorgaben in der Therapie zu machen und sich nicht durch Suiziddrohungen erpressen oder vom therapeutischen Kurs abbringen zu lassen. Dem

Kontaktwunsch, der hinter suizidalen Äußerungen meistens steht, sollte begegnet werden, ohne sich von „Risiken" ängstigen zu lassen oder auf diese mit Sicherheitsszenarien zu reagieren. Das heißt, dass ein Kontaktangebot an ein „Commitment zum Leben" gebunden sein sollte.

Auf keinen Fall sollten Borderline-Patienten quasi entmündigt, kontrolliert und „zur Sicherheit vergewaltigt" werden, da sich hier ein iatrogener Schaden beim Patienten ergibt und – medizinethisch nicht zu rechtfertigende – Zwangsmaßnahmen und Gewalt eskalieren werden. Dies führt ohne Nutzen zu erheblichen Retraumatisierungen. Der Borderline-Patient hat meistens Angst, ohne die Schilderung seiner Suizidideen keinen Kontakt zu bekommen. Hier ist es sehr wichtig, auf die Suizidalität zwar nicht einzugehen, aber eine möglichst gesunde Kontaktaufnahme und ein ernstes Hilfsangebot (Krisenintervention, nicht Akutstation) vorzuhalten.

Der Patient muss ermutigt werden, in der Therapie eigenverantwortlich zu handeln und nicht das therapeutische Team mit Suizidalität zu kontrollieren. Das heißt, es wird mit dem Patienten zu jedem Zeitpunkt geklärt, dass Suizidalität einer Therapie entgegensteht, dass der Patient die Entscheidung über die Aufrechterhaltung einer sinnvollen Therapie hat und die Voraussetzung für eine Therapie ein Einlassen des Patienten auf die Therapie und „Pausieren" der Suizidalität ist. Suizidalität führt also eher zur Entlassung als zur stationären Aufnahme.

> Am zentralsten und im Outcome effektivsten ist für persönlichkeitsgestörte Patienten der ambulante kontinuierliche Therapeut.

Stationäre Aufenthalte mit großen meistens ungeschulten Teams sind auf das Kürzeste (5–7 Tage) zu beschränken und erfolgen nur mit einem klaren Auftrag (Krisenintervention, Alkoholentzug). Darüber hinaus sind stationär nur klar diagnosenspezifische Konzepte wie DBT oder MBT indiziert.

Tab. 4.5 : Übersicht State of the Art antisuizidale Akutbehandlung

Depression	Venlafaxin 225 mg/ Mirtazapin 45 mg (1) **plus** Lorazepam (4 × 1 mg)	**plus** Lithium (11/2 Tbl.)	**plus** Quetiapin (300 mg)/ Olanzapin (10 mg)
	plus kognitive Verhaltenstherapie, CBASP, IPT	**plus** engmaschige Kontaktangebote Bezugspflege	**plus** Einzelgespräche mit Arzt/Psychologe mind. 2-mal pro Woche
Borderline-Störung	offene Kriseninterventionsstation (5 Tage)	**oder** Warteplatz stationär DBT **oder** MBT	**oder** ambulanter stabiler Psychotherapeut
Psychose	Clozapin 300 mg/ Olanzapin 20 mg/ Amisulpric 800 mg	**plus** regelmäßige Kontaktangebote, Bezugspflege	**plus** Einzelgespräche mit Arzt/Psychologe mind. 2-mal pro Woche
	plus Lorazepam (4 × 1 mg)	**plus** MKT, KVT, Psychotherapie	**plus** täglicher ärztlicher Kurzkontakt (Visite u. Einzelgespräche)
Alkoholabhängigkeit	qualifizierte Entzugsbehandlung mit Benzodiazepinen	**plus** täglicher ärztlicher Kurzkontakt (Visite u. Einzelgespräche)	**plus** regelmäßige Kontaktangebote, Gruppenangebote, Bezugspflege

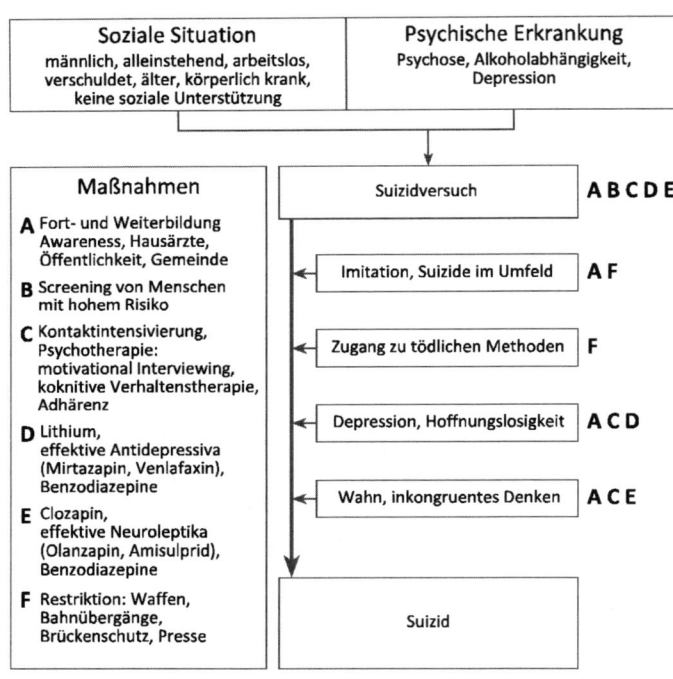

Abb. 4.1: Suizidprävention (mod. nach Mann et al. 2005)

A. Zugangswege zu psychiatrischer Behandlung müssen **einfach und unkompliziert** sein. Das Umfeld soll aktiviert und in einem Notfallplan einbezogen werden: Familie, Polizei, Krisendienst, Seelsorger, Psychologen, ambulante Anlaufstellen. Weiterbildungsangebote zur Frühintervention und State of the Art Behandlung bei Hausärzten und Internisten sind wichtig.

B. Die Erfassung von Kriterien zum **Screening von suizidalen Menschen** sollte im gesamtklinischen Kontext etabliert sein.

C. Eine psychiatrische Behandlung muss immer eine evidenzbasierte psychotherapeutische Behandlung einschließen. Betreuungsdichte muss individuell und in Absprache mit dem Patienten (was er sich zutraut) angepasst werden, von regelmäßigen Sichtkontakten bis zur Einzelbetreuung.

D. Lithium sollte bei allen depressiven und bipolaren Patienten mit der Anamnese eines Suizidversuchs eingesetzt werden.

E. Clozapintherapie erniedrigt die Suizidrate im Vergleich zu anderen Neuroleptika um das bis zu Sechsfache. Also muss nach jedem schweren Suizidversuch bei schizophrenen Patienten eine Einstellung auf Clozapin oder evtl. als Kompromiss Olanzapin erfolgen.

F. Der einfache Zugang zu tödlichen Szenarien erhöht das Risiko erfolgreicher Suizide. Modifikation von Autoabgasen, Sichern von Brücken und Bahnübergängen, Waffenrestriktion, Apothekenpflichtigkeit und kleine Packungsgrößen diverser Präparate verhindern Suizide. Es sollen keine Medienberichte über Suizide erfolgen.

Eine in die medizinische Versorgung integrierte Kriseninterventions-station kann den Zugang zu psychiatrischer Behandlung erleichtern und bei persönlichkeitsgestörten Patienten im Vergleich zur „herkömmlichen geschlossenen Akutstation" Suizidalität und traumatisierende Zwangsmaßnahmen verringern (Steinert et al. 2008) sowie einer schädlichen Regression entgegenwirken. Wenn eine **kurze offene Krisenintervention** als Alternative zur geschlossenen Akutstation bei Suizidalität vorgehalten wird, kann sich die Rehospitalisierungsrate bei Borderline-Patienten um das 7-Fache reduzieren (Berrino et al. 2011) und die Selbstschädigungen halbieren sich (Berrino et al. 2011). Prospektiv erhöhen stationäre Behandlungen die Suizidquote bei Borderline-Patienten und eine ambulante Behandlung erniedrigt diese (Soloff u. Fabio 2008).

Zusammenfassend werden im Folgenden eine Kurzanleitung und ein Schema zur **Suizidprävention** (*Abb. 4.1*) dargestellt.

1. Bei akuter Suizidalität ausnahmslos 1:1-Betreuung.
2. Bei affektiven Patienten ausnahmslos Einstellung auf Lithium.
3. Bei schizophrenen Patienten ausnahmslos Einstellung auf Clozapin.
4. In der Akutbehandlung hoch dosiert Lorazepam, immer „Zweizügeltherapie".
5. Ausnahmslos psychotherapeutische Behandlung und engmaschige tägliche Arztgespräche zur Reevaluation, Hoffnungsstiftung, Medikamentenanpassung.
6. Jeder Patient, der nach Suizidversuch wegen Suchtproblem oder sozialer Phobie etc. eingewiesen wurde, muss ausdrücklich zum Entzug und/oder Psychotherapie motiviert werden.

5   Benommenheit und Intoxikation

5.1   Was ist Benommenheit, was eine Intoxikation?

Benommenheit ist eine quantitative Bewusstseinsstörung, die durch eine *verlangsamte, lückenhafte und unpräzise Reaktion* des Patienten charakterisiert ist. Die Aufmerksamkeit ist deutlich herabgesetzt. Er ist ansprechbar und kann dem Gespräch unter großer Anstrengung folgen. Die Orientierung ist im Unterschied zum Delir (s. *Kapitel 3*) meist noch erhalten.

Unter **quantitativen Bewusstseinsstörungen** werden alle Grade einer Verminderung des Wachbewusstseins bis zur Bewusstlosigkeit verstanden. Sie deuten in der Regel auf eine organische Funktionsstörung hin. Die quantitativen Bewusstseinsstörungen können als Kontinuum von **Benommenheit**, der geringsten Ausprägung, über **Somnolenz** und **Sopor** bis hin zum **Koma** reichen. Bei der stärker ausgeprägten Somnolenz schläft der Patient, ist aber noch durch äußere Reize erweckbar. Sopor bedeutet, dass der Patient noch gerichtete und ungerichtete Reaktionen auf Schmerzreize zeigt und nur noch schwer erweckbar ist. Im Koma dagegen ist der Patient bewusstlos und reagiert gar nicht mehr auf äußere Reize. Diese Zustände sind nicht scharf voreinander abgegrenzt, sondern gehen ineinander über. Die Gefährdung des Patienten steigt mit der Zunahme der Bewusstseinsstörung an.

Quantitative Bewusstseinsstörungen werden häufig mit der Glasgow-Coma-Skala (GCS) gemessen *(Tab. 5.1)*. Obwohl die Glasgow-Coma-Scale mehrheitlich bei Patienten mit Schädel-Hirn-Trauma zum Einsatz kommt, ist sie auch für die Notfallpsychiatrie deshalb von Bedeutung, da sie eine Einschätzung der Schwere der quantitativen Bewusstseinsstörung erlaubt. Die maximale Punktzahl ist 15, die minimal 3 (bei vollem Koma). Bei einem Wert < 9 ist bereits eine Intubation zur Sicherung der Atemwege zu erwägen (Hinkelbein u. Genzwürker 2011).

Tab. 5.1: Glasgow-Coma-Scale (GCS)

Glasgow-Koma-Index	Punkte
1. Augen öffnen	
Spontan	4
Aufforderung	3
Schmerz	2
Nicht	1
2. Motorische Antwort	
Gezielt auf Aufforderung	6
Gezielt auf Schmerzreiz	5
Ungezielt auf Schmerzreiz	4
Beugemechanismen	3
Streckmechanismen	2
Keine	1
3. Verbale Antwort	
Orientiert und prompt	5
Verwirrt	4
Inadäquat	3
Unverständlich	2
Keine	1

Eine der häufigsten Ursachen für Benommenheit und andere quantitative Bewusstseinsstörungen in der Psychiatrie ist die Intoxikation (Vergiftung).

Neben der Benommenheit werden bei der Intoxikation (Vergiftung) häufig auch Veränderungen und Beeinträchtigungen der Wahrnehmung, der Motorik, der Affektivität und des Verhaltens festgestellt. Es kann hier auch zu Störungen der Orientierung kommen.

Eine akute Intoxikation ist immer ein vorübergehender Zustand, der durch den Konsum von Medikamenten oder psychotropen Substanzen (Alkohol und Drogen) ausgelöst worden ist und solange anhält, wie die Wirkung anhält. Bei Alkohol- und Drogeneinnahme wird dieser Zustand der Intoxikation durch die Betroffenen auch „Rausch" genannt und ist zum Teil, vor allem bei geringer Ausprägung gewünscht, da der Zustand auch mit Erleben von Euphorie verbunden ist.

Bei Medikamenteneinnahme stellt die Intoxikation häufig einen Unfall oder einen Suizidversuch dar. Die Intoxikation von Hypnotika und Sedativa ist hier ein Grenzfall, da die Einnahme häufig ärztlich verordnet, die Medikamente aber auch missbräuchlich verwendet und langfristig eingenommen oder überdosiert werden (Petitjean et al. 2007). In jedem Fall wird aber vorausgesetzt, dass die Bewusstseinsstörung und die anderen genannten Beeinträchtigungen im Zusammenhang mit der Substanzwirkung stehen müssen (Dilling et al. 2013).

5.2 Welche Ursachen und Diagnosen stecken dahinter?

Bei **komatösen Patienten** geht es um die Sicherung des Überlebens. Häufige Ursachen des Komas sind in *Tab. 5.2* zusammengestellt und erfordern eine rasche Verlegung in eine medizinische Notfalleinrichtung.

Bei **Benommenheit** ist das Leben zunächst noch nicht akut gefährdet. Hier kann eine sorgfältige Diagnostik und Behandlungsplanung in der Regel auch in der Psychiatrie erfolgen.

Mehr als die Hälfte aller Krankenhausbehandlungen **akuter Intoxikationen** erfolgen aufgrund von **psychischen und Verhaltensstörungen infolge von Intoxikationen mit psychotropen Substanzen (F10.0–F19.0).** Bei weiteren 20 % wurde die Hauptdiagnose **„Vergiftungen mit Arzneimitteln, Drogen und biologisch aktiven Substanzen" (T36–T50)** gestellt. Von den nicht-medizinischen verwendeten Substanzen waren Kohlenmonoxid-Vergiftungen, Vergiftungen durch andere Gase, Vergiftungen durch Pilze und Vergiftungen durch Insektenstiche andere Ursachen (Müller u. Desel 2013).

Tab. 5.2: Häufige Ursachen komatöser Zustände und ihre Merkmale

Ursachen		Merkmale
Intoxikationen	Hypnotika/Sedativa	Medikamentenmissbrauch in der Vorgeschichte, akute Krisensituation
	Drogen	Pupillenweite (Miosis oder Mydriasis), Drogenanamnese, Einstichstellen
	Alkohol	Foetor aethylicus, Hautveränderungen (Ekzem, Ikterus, Spider naevi)
	CO-Vergiftung	Kirschrotes Gesicht, Methämoglobin
Intrakranielle Ursachen	Blutungen	Fokale Symptome, evtl. Halbseitensymptomatik, Muskeltonus verändert, Streckhaltung oder Streckspasmen der Extremitäten
	Tumor	Fokale Symptome, evtl. Halbseitensymptomatik, Muskeltonus verändert, Streckhaltung oder Streckspasmen der Extremitäten
	Meningitis/ Enzephalitis	Nackensteifigkeit, Fieber, Kopfschmerzen
Extrakranielle Ursachen	Schädel-Hirn-Trauma	Verletzungen, Hämatome, Schwellungen
Kardiovaskuläre Ursachen	Herzinfarkt	Zyanose, Schmerzen, Kaltschweißigkeit
	Herzrhythmusstörungen	Zyanose, Kaltschweißigkeit, unregelmäßiger Puls

Tab. 5.2: Häufige Ursachen komatöser Zustände und ihre Merkmale (Forts.)

Ursachen		Merkmale
	Herzinsuffizienz	Zyanose, Kaltschweißigkeit, Venenstauungszeichen (Linksherzinsuffizienz), Lungenstauung (Rechtsherzinsuffizienz)
	Obstruktive Lungenerkrankungen	Auskultation: Giemen und Brummen, Atemnot
Endokrine Ursachen	Diabetisches Koma	Gerötetes Gesicht, Aceton-Geruch, Trockene Schleimhaut, Exsikkose
	Hepatisches Koma	Foetor hepaticus, Ikterus
	Hyperthyreose	Tachykardie, Fieber
	Hypophysen-insuffizienz	Exsikkose, Hypotonie
	Morbus Addison	Auffällige Pigmentierung
Störungen der Elektrolyte	Hypokaliämie	Exsikkose, Tachykardie

Alkohol-, Drogen- und Medikamentenintoxikationen stellen damit auch die häufigsten psychiatrischen Notfälle überhaupt dar (Kardels et al. 2003).

Liegt eine Intoxikation mit psychotropen Substanzen vor, wird die Diagnose **Intoxikation (F1x.0)** vergeben und entsprechend um die jeweilige psychotrope Substanz ergänzt (z. B. akute Alkoholintoxikation). Häufig handelt es sich auch um eine Mischintoxikation von mehreren Substanzen bei zugrunde liegender Suchterkrankung, die eine Diagnostik erschwert.

Alkohol (F10.0), Opioide (F11.0), Cannabis (F12.0) und Hypnotika (F13.0) führen in der Regel eher zu einer **Verlangsamung** und **Benommenheit**, während die Stimulanzien **Kokain (F14.0), Amphetamin („Speed"), Methamphetamin („Crystal Meth") und Ecstasy (MDMA) als Gruppe der Amphetamine (F15.0)** in höheren Dosierungen zu einer Hypervigilanz und Erregung führen (s. *Kapitel 6*).

Hinsichtlich der Prävalenzraten zeigten Studien, dass ungefähr 48 % der weltweiten Bevölkerung Alkohol konsumieren. In den westlichen Ländern wird von einer Lebenszeitprävalenz für die Alkoholabhängigkeit von 7–12 % ausgegangen (Walter u. Wiesbeck 2009). Die 12-Monats-Prävalenz für den Cannabiskonsum liegt in Deutschland aktuell bei 4,5 % für Speed, Crystal und Ecstasy bei ca. 1 % (Daumann u. Gouzoulis-Mayfrank 2015).

In den letzten Jahren wurde ein Trend dahin gehend beschrieben, dass seltener **Opioide** und dafür häufiger **Cannabis** und **Partydrogen** konsumiert werden (Walter u. Lang 2015). Zu den Partydrogen, auch **neue psychoaktive Substanzen (oder „legal highs")** genannt, werden u. a. Cathinone, die als klassische Stimulanzien gelten, Piperazine, die in ihrer Wirkungsweise dem MDMA nahestehen, einige Phenethylamine und **synthetische Cannabinoide** („Spice") gezählt. Aufgrund der meist kurzen Marktpräsenz neuer psychoaktiver Substanzen findet deren systematische Untersuchung nur selten statt.

Im Unterschied zu Amphetamin und Methamphetamin, die neben Noradrenalin vorrangig den Dopaminspiegel im ZNS erhöhen, wobei die Wirkung vom Methamphetamin stärker ist und länger anhält, führen Ecstasy und ecstasyähnliche Substanzen (Entaktogene) vor allem zu einer Erhöhung des Serotoninspiegels. Die synthetischen Cannabinoide sind als reine Agonisten am CB_1-Rezeptor häufiger mit psychotischen Zuständen und einem stärkeren sympathomimetischen Syndrom als bei herkömmlichem Cannabis verbunden (Liechti 2015).

Wahrnehmungsstörungen (F1x.04) oder psychotische Zustände sind bei Drogeneinnahme zum Teil gewünscht (Halluzinogene) oder stellen als paranoide Gedanken eine Komplikation dar (Cannabis,

Ecstasy, Kokain). Die Intoxikation wird nicht nur durch die eingenommene Dosis einer bestimmten Substanz, sondern ganz entscheidend durch die jeweilige Suchtvorgeschichte geprägt. Psychotrope Substanzen führen immer zu einer Toleranzentwicklung, sodass die Blutalkoholkonzentration über die Gefährdung der Intoxikation häufig weniger aussagt als über das Ausmaß der Suchterkrankung. So ist z. B. ein **alkoholabhängiger Patient** mit 2 Promille Blutalkoholkonzentration (Atemalkoholtest) psychopathologisch noch relativ unauffällig, eventuell mit leichter Störung der Konzentration und einer leichten Affektlabilität, aber der Patient ohne Suchterkrankung kann hier bereits somnolent sein.

In *Tab. 5.3* sind häufige Intoxikationen durch psychotrope Substanzen und ihre Merkmale sowie die möglichen Komplikationen zusammengestellt.

Die andere Gruppe stellt die Intoxikation durch **Medikamente** und insbesondere durch **Psychopharmaka** dar. Sie werden in suizidaler oder parasuizidaler Absicht eingenommen, versehentlich zu hoch dosiert als ein Unfall oder iatrogen als eine ärztlich verordnete Überdosierung. Giftinformationszentren konnten hier auftretende Vergiftungsfälle bei steigender Verordnungshäufigkeit neuer Medikamente zeigen (Eyer et al. 2011).

Trizyklische Antidepressiva und sedierende Antipsychotika können zu einem **anticholinergen Syndrom** führen. Neuere Antidepressiva wie die selektiven Serotonin-Wiederaufnahmehemmer können gerade in Kombination im ungünstigen Fall ein **Serotoninsyndrom** auslösen. Kombinationen mit Monoaminooxidasehemmer (Moclobemid), aber auch mit Migränemitteln (Triptane) und opioidhaltige Analgetika oder Drogen, die den Serotoninspiegel erhöhen (Amphetamine, Kokain) sind hier besonders zu beachten (Boyer u. Shannon 2005).

Das **maligne neuroleptische Syndrom** kann in seltenen Fällen durch eine Medikation mit praktisch allen Antipsychotika ausgelöst werden. Risikofaktoren sind Auf- oder Überdosierungen vor allem von hochpotenten Typika; es zeigt sich durch Hyperthermie, Akinese,

Tab. 5.3: Intoxikationen durch psychotrope Substanzen

Psychotrope Substanzen	Merkmale	Komplikationen
Alkohol	Verlangsamung, Affektlabilität mit gereizt-aggressivem und depressiv-klagsamen Zustandsbild	Entzugsdelir, Krampfanfall
Opioide (Heroin; Morphin; Tramadol; Oxycodon, Codein; Methadon; Buprenorphin)	Verlangsamung, Miosis, Hyperhidrosis, Ileus	lebensbedrohliche Überdosierung mit Atemdepression
Cannabis	Verlangsamung, Mydriasis, Derealisations- und Depersonalisationserleben, Appetitzunahme, Übelkeit	psychotisches Erleben
Hypnotika/Sedativa (Benzodiazepine, Zolpidem, Zopiclon)	Verlangsamung, Bradykardie, Hypotonie	nicht berichtete Abhängigkeit von Missbrauch von Hypnotika/Sedativa in der Vorgeschichte
Kokain	Unruhe, Erregung, Hypervigilanz, Mydriasis, Tachykardie, Hypertonie, Hyperhidrosis	lebensbedrohliche Herzrhythmusstörungen und Herzinfarkt
Methamphetamin („Crystal Meth")	Unruhe, Erregung, Hypervigilanz, Mydriasis, Tachykardie, Hypertonie	psychotisches Erleben, Thermoregulationsstörungen, toxische Hirnschäden

Tab. 5.3: Intoxikationen durch psychotrope Substanzen (Forts.)

Psychotrope Substanzen	Merkmale	Komplikationen
Amphetamin **(„Speed")**	Unruhe, Aktivierung, Mydriasis, Tachykardie, Hypertonie	psychotisches Erleben, Thermoregulationsstörungen
Ecstasy **(MDMA, 3,4-Methylendioxy-N-methylamphetamin)**	Unruhe, Aktivierung, Mydriasis, Tachykardie, Hypertonie	psychotisches Erleben, Thermoregulationsstörungen
Halluzinogene **(LSD, Lysergsäurediethylamid; Psilocyboin; Mescalin)**	Halluzinationen und wahnhaftes Erleben, Mydriasis, Angst und Erregung möglich („Horror-Trip")	Flashbacks (Echopsychosen)

Rigor sowie auffällige Laborwerte und erfordert in der Regel eine medizinische Notfallbehandlung.

In *Tab. 5.4* sind diese Intoxikationen durch Psychopharmaka und ihre Merkmale zusammengestellt.

Abzugrenzen von **Benommenheit** und anderen quantitativen Bewusstseinsstörungen sind die qualitativen Bewusstseinsstörungen wie das **Verwirrtsein (Delir)**. **Verwirrtsein** wird häufig durch Medikamente und Drogen ausgelöst und erfordert ein Vorgehen, das in *Kapitel 3* ausführlicher dargestellt ist. Die Intoxikationen durch suizidale Handlungen und mögliche Kontaktstellen sind in *Kapitel 4* detaillierter aufgeführt. Andere Vergiftungen können an den in *Tab. 5.5* zusammengestellten Leitsymptomen erkannt werden *(Tab. 5.5)*.

Intoxikationen und Entzugssyndrome (F1x.3): Von Intoxikation mit psychotropen Substanzen sind grundsätzlich die **Entzugssyndrome (F1x.3)** abzugrenzen. Letztere stellen auch eine akute Situation dar, die ein rasches und kompetentes Handeln erfordern. Im Un-

Tab. 5.4: Intoxikationen durch Psychopharmaka und ihre Merkmale

Medikamenten- klasse	Medikament	Merkmale
Antidepressiva, Trizyklische Antide- pressiva	Amitryptilin, Trimi- pramin	Tachykardie, Mydria- sis, vermindertes Schwitzen, Fieber, Verwirrtheit, Herz- rhythmusstörungen, Akkomodationsstö- rungen, Mundtro- ckenheit, Durst, Harnverhalt, Darma- tonie
Antipsychotika, Phenothiazine	Chlorpromazin, Chlorprothixen	Tachykardie, Mydria- sis, vermindertes Schwitzen, Fieber, Verwirrtheit, Herz- rhythmusstörungen, Akkomodationsstö- rungen, Mundtro- ckenheit, Durst, Harnverhalt, Darma- tonie
Antipsychotika, ins- besondere hochpo- tente typische Anti- psychotika	Haloperidol, Flupen- tixol	Fieber, Rigor, Labor: CK und Transamina- senerhöhung
Antidepressiva, Selektive Seroto- nin-Wiederaufnah- mehemmer (SSRI)	Citalopram, Fluoxe- tin, Paroxetin, Sertra- lin	Akathisie, Tachykar- die, Mydriasis Schwitzen, Fieber, Verwirrtheit, Zittern, Myoklonien, Durch- fall

Tab. 5.4: Intoxikationen durch Psychopharmaka und ihre
Merkmale (Forts.)

Medikamenten-klasse	Medikament	Merkmale
Antidepressiva, kombinierte selektive Serotonin-Noradrenalin-Wiederaufnahmehemmer (SSNRI)	Duloxetin, Venlafaxin	Akathisie, Tachykardie, Mydriasis, Schwitzen, Fieber, Verwirrtheit, Zittern, Myoklonien, Durchfall

terschied zur Intoxikation, die ein *zu viel* einer Substanz – eine Vergiftung – darstellen, sind die Entzugssyndrome zunächst auf ein *zu wenig* einer bestimmten psychotropen Substanz zurückzuführen. Während der nicht süchtige Patient eine Intoxikation etwa bei stark erhöhtem Alkoholkonsum aufgrund einer psychischen Krise aufweisen kann, liegt bei dem Entzugssyndrom immer ein Abhängigkeitssyndrom von einer oder mehreren psychotropen Substanzen zugrunde. Nach der ICD-10-Klassifikation schließt eine zusätzliche Abhängigkeitserkrankung eine Intoxikation als Hauptdiagnose sogar aus (Dilling et al. 2013).

Bei Patienten mit Abhängigkeitserkrankungen im engeren Sinn wird nach Abklingen einer Intoxikation häufig ein Entzugssyndrom manifest, das auch einen psychiatrischen Notfall darstellen kann und behandlungsbedürftig ist.

Während schwere Intoxikationen mit **Alkohol, Hypnotika oder Opioiden** eher mit **Benommenheit** einhergehen, sind die **Entzugssyndrome** grundsätzlich eher mit **Angst, Dysphorie und Erregung** verbunden. Die Behandlung der Entzugssyndrome wird deshalb im folgenden *Kapitel 6* eingehend beschrieben.

Tab. 5.5: Vergiftungen und ihre Merkmale

Vergiftungen	Merkmale
Insektizide, Lacke	Knoblauchgeruch, Miosis, Speichelfluss, Hypersekretion, Erbrechen, Schwitzen
Atropin, Antihistaminika (Trizyklika, Olanzapin, Clozapin, Trazodon)	Mydriasis, trockene Haut, Fieber, Tachykardie, Hautrötung, motorische Unruhe, gesteigerte Reflexe
Barbiturate	Kreislauf-Atemdepression, Hypothermie, abgeschwächte Reflexe, Muskelhypotonie
Kohlenmonoxid	rosige Hautfarbe, Muskelkrämpfe, Laktatazidose
Paracetamol	Erbrechen, Ikterus, Leberversagen, metabolische Azidose
Salicylate	Hyperventilation mit respiratorischer Alkalose, später Azidose, Fieber, Krampfanfälle, Schwitzen
Methylalkohol	Lösungsmittelgeruch, Laktatazidose
Zyankali, Blausäure, Natriumzyanid	Bittermandelgeruch, hellrote Gesichtsfarbe

5.3   Was ist konkret zu tun?

Bei **Sopor und Koma** ist eine unmittelbare Verlegung auf eine medizinische Notfall- oder Intensivstation unabhängig von der Ursache dringend indiziert. Alle notwendigen Zusatzuntersuchungen können dort vor Ort durchgeführt werden (Blutgasanalyse, Toxikologisches Screening, Aktivkohlegabe, Magenspülung, CT oder MRT). Bereits während des Transports ist eine ärztliche Überwachung zu gewährleisten.

Bei **Somnolenz** ist dann eine psychiatrische Behandlung indiziert, wenn die Ursache der Bewusstseinsstörung oder der Patient oder beides gut bekannt ist. Da die sprachliche Verständigung und Anamnese erschwert oder manchmal nicht möglich ist, bleiben die Ursachen zunächst häufig unklar. Umso wichtiger ist bei quantitativen Bewusstseinsstörungen ein permanentes Kreislauf- und Vigilanzmonitoring. Sollten diese Voraussetzungen auf einer psychiatrischen Station nicht gegeben sein, ist eine Behandlung auf einer medizinischen Notfall- oder Intensivstation auch bei Somnolenz grundsätzlich zu bevorzugen.

Bei **Benommenheit** ist eine stationäre psychiatrische Behandlung insbesondere bei vorliegender psychiatrischer Grunderkrankung zur weiteren Diagnostik der Ursache und zur weiteren Behandlungsplanung zu empfehlen.

Als **erster Schritt der Diagnostik** ist eine gründliche körperliche Untersuchung des Patienten (Somatostatus, Pupillenweite, Herzfrequenz, Blutdruck) vorzunehmen. Schon bei der Inspektion ist auf das äußere Erscheinungsbild, auf Hautveränderungen (Einstichstellen, Ekzeme, Hautrötungen, Schwellungen, Verletzungen) und Foetor (Alkohol) zu achten, die erste Hinweise auf eine Alkohol- oder Drogenvorgeschichte geben können. Wenn der Patient bei Benommenheit nicht auf eine medizinische Station verlegt wird, sollte wenn möglich die **Blutalkoholkonzentration** (mittels **Atemalkoholtest** zu bestimmen) bestimmt und ein **Drogentest (Urin)** durchgeführt werden. Das Drogenscreening beinhaltet die häufig vorkommenden Drogen (Opiate, Kokain, Amphetamine, Benzodiazepine, Cannabinoide, Methadon, Buprenorphin, LSD, PCP) und ist vor allem bei eindeutigem Ergebnis als hoch spezifisch einzuschätzen. Die Nachweisgrenze im Urin unterscheidet sich sehr. Durch die Eliminationshalbwertzeiten der verschiedenen Drogen bedingt sind Morphin, Kokain, Amphetamine und Ecstasy bis zu 3 Tagen nachweisbar und Cannabis bei chronischem Konsum bis zu mehreren Wochen (Schmid 2007). In der weiteren Behandlung kann neben dem Drogenscreening als Schnelltest eine identifizierende qualitative Bestimmung einzelner Substanzen und Medikamente im Labor sinnvoll sein.

Bei Verdacht oder nachgewiesenen Intoxikationen mit Psychopharmaka, Schmerzmitteln oder Pilzen kann der Kontakt eines Giftinformationszentrums indiziert sein (s. *Kapitel 3.3.2*). Giftinformationszentren verfügen über umfangreiche Wirkstoffinformationen, ermöglichen die Identifikation der Noxe und bieten eine Abschätzung des Risikos und des Verlaufs.

Bei **Medikamentenintoxikation** ist das entsprechende Medikament sofort zu stoppen. Die früher häufig eingesetzte **Magenentleerung** mittels Spülung oder provoziertem Erbrechen wurde allgemein zugunsten einer Gabe von Aktivkohle verlassen. Eine wiederholte Aktivkohlegabe wird bei lebensbedrohlichen Vergiftungen mit wenigen Medikamenten sinnvoll erachtet (z. B. Carbamazepin, Theophyllin) (Müller u. Desel 2013). Die Behandlung mit einem **Antidot** gilt nach wie vor als ideale Therapie von bestimmten Intoxikationen (z. B. Naloxon bei Opioidintoxikation). Flumazenil und das früher als Antidot empfohlene Physiostigmin bei anticholinergem Syndrom gelten bei Intoxikationen mit Psychopharmaka mittlerweile als kontraindiziert.

Insgesamt sollten genügend Kenntnisse der eingesetzten Wirkstoffe und ein permanentes Herzkreislaufmonitoring vorhanden sein, sodass sich die psychiatrische Behandlung in der Praxis meistens auf die leichteren Fälle von Bewusstseinsstörungen und Intoxikationen beschränkt. **Hier ist die Behandlung in der Regel rein symptomatisch.**

Bei dem anticholinergen Syndrom, dem Serotoninsyndrom, dem malignen neuroleptischen Syndrom und bei Intoxikationen mit Stimulanzien ist eine Therapie mit Benzodiazepinen zur Beruhigung (z. B. Lorazepam 1–2,5 mg bis 10 mg/Tag) indiziert. Die Opioidintoxikation sollte wegen der Gefahr der Atemdepression immer gut überwacht werden, eine Sauerstoffgabe ist hier sinnvoll.

Bei der Alkoholintoxikation sollte auch bei beginnender Entzugssymptomatik eine Medikation mit Benzodiazepinen aus Sicherheitsgründen in der Regel erst unter 1 Promille erfolgen.

Besondere Vorsicht und Zurückhaltung mit Medikationen ist geboten, wenn ein Mischkonsum bekannt ist oder vermutet wird und vor allem, wenn Vigilanzschwankungen auffallen, da diese ein Hinweis auf Substanzen mit sedierender und atemdepressiver Wirkkomponente sein können.

Bei **psychotischer Symptomatik** mit Halluzinationen und Wahnvorstellungen, wie sie vor allem unter **Intoxikation mit Amphetaminen** auftreten können, kann es sinnvoll sein, zusätzlich ein Antipsychotikum zu geben. Die früher übliche Akutmedikation mit Haloperidol ist nicht mehr zu empfehlen, da Haloperidol sehr unangenehme Akutnebenwirkungen haben kann (Frühdyskinesien) und dysphorische Bilder und Angst durch diese Medikation noch verstärkt werden können. Empfohlen werden neuere, besser verträgliche **atypische Antipsychotika** wie Risperidon (2–3 mg als Einzeldosis) oder Olanzapin (5–10 mg als Einzeldosis).

Bei psychotischem Erleben nach Einnahme von Ecstasy sollte man generell zurückhaltender mit einer antipsychotischen Medikation sein.

Ausgehend von Erfahrungen mit Halluzinogenen ist zu befürchten, dass Antipsychotika die aversiven und ängstigenden Akutwirkungen noch verstärken können (Gouzoulis-Mayfrank u. Scherbaum 2013).

5.4 Wie ist die therapeutische Haltung?

Neben einer möglichen symptomatischen Gabe von Benzodiazepinen ist eine **beruhigende Umgebung** die wichtigste therapeutische Maßnahme bei somnolenten und intoxikierten Patienten. Auch die Gesprächsführung sollte dazu passen. Nachdem rasch gehandelt wurde, Patienten mit schweren Bewusstseinsstörungen auf eine medizinische Notfalleinrichtung verlegt worden sind, diagnostische Schritte veranlasst wurden, ist es bei benommenen Patienten wichtig, klar und ruhig die weiteren Schritte zu besprechen. Der behandelnde Arzt/Ärztin beginnt kein therapeutisches Gespräch oder genaue konfrontierende Ursachenforschung, wenn dies klinisch nicht notwendig ist.

Wenn bei benommenen und/oder intoxikierten Patienten keine Orientierungsstörung dazukommt, fällt diese Haltung auch meistens nicht sehr schwer. Ist eine regelmäßige Überwachung sichergestellt, können alle weiteren Behandlungsschritte wie genaue Diagnostik für den kommenden Tag geplant werden.

> Es ist wichtig, sich zu vergewissern, dass die wenigen wichtigen Sätze des weiteren Vorgehens bei dem Patienten gut angekommen und verstanden worden sind.

Falls bei Drogen- und Alkoholintoxikation ein späteres Entzugssyndrom zu erwarten ist, sollte den Patienten ebenfalls klar und ruhig erklärt werden, dass auch in diesem Fall die entsprechende Behandlung verordnet ist, dass immer jemand da ist, der nach ihm/ihr schaut, und dass bei Entzugssymptomen Medikamente gegeben werden, die ihnen den Entzug erleichtern und auftretende Beschwerden mildern werden (*s. Kapitel 6*).

6   Angst und Erregung

6.1   Angst und Angstsymptome

Angst ist eine lebensnotwendige Reaktion und Erfahrung. Angst ist immer ein psychisches und gleichzeitig ein somatisches Geschehen. Angst gilt als ein Gefühl und eine Emotion. Mit dem Gefühl der Angst setzt in der Regel die individuelle Angstabwehr ein, sodass Ängste selten offen geschildert werden. Dafür werden die in *Tab. 6.1* aufgeführten somatischen Symptome häufig berichtet oder sichtbar.

Angst stellt allgemein eine zum Überleben notwendige **Alarmreaktion** dar und dient damit der Bewältigung von realen oder vorgestellten Bedrohungen. Diese Alarmreaktion wird auch als **Stressreaktion** bezeichnet.

Tab. 6.1: Häufige Angstsymptome

Vegetative Symptome	Weitere somatische Symptome	Psychische Symptome
Schwitzen	Muskelverspannungen	Nervosität
Zittern	Übelkeit	Innere Unruhe
Tachykardie	Kopfschmerzen	Reizbarkeit
Tachypnoe	Brustschmerzen	Gefühl der drohenden Ohnmacht
Schwindel		Derealisation
Mydriasis		Depersonalisation
Harndrang		
Durchfall		

Stress geht immer mit (nicht primär als pathologisch zu bewertender) **Angst** und **Ärger** bzw. **Aggression** einher, die eine Vielzahl physiologischer Reaktionen bewirken, wie Steigerungen von Herz- und Atemfrequenz, Blutdruck, Cortisol-, Adrenalin-, Noradrenalinausschüttung, Immunsuppression u. a.

Im Unterschied zu notwendigen Ängsten vor realen Gefahren stellt die **pathologische Angst** eine übermäßige Alarm- oder Stressreaktion dar, die anhaltend oder wiederkehrend ist und mit subjektivem Leiden verbunden ist.

Angst ist häufig mit einer **psychomotorischen Erregung** verbunden. Psychomotorische Erregungszustände sind immer als Notfallsituation zu betrachten. Meist ist neben dem Gefühl der Angst **eine Steigerung von Antrieb und Psychomotorik und eine Gereiztheit** festzustellen. Die **ängstliche Erregung** unterscheidet sich dabei von der **aggressiven Erregung** (s. *Kapitel* 7). Sie ist selten mit Gefährdung von Personen verbunden. Patienten mit ängstlicher Erregung werden in vielen Fällen vom Notarzt oder in medizinischen Notaufnahmen gesehen. Häufig handelt es sich dabei um akute Angstzustände, die mit Todesängsten und starken akuten körperlichen Beschwerden wie Schwindel, Herzrasen, Schwitzen auftreten. Außerdem können Angstzustände auch bei der Depression, bei psychotischen Erkrankungen, bei Drogenintoxikation mit Stimulanzien, bei Entzugssyndromen von psychotropen Substanzen und bei verschiedenen somatischen Erkrankungen auftreten.

6.2   Welche Diagnosen stecken dahinter?

Angst ist ein ubiquitäres Phänomen und kann bei allen psychischen Störungen vorkommen. Ein ängstlich oder aggressiv gefärbter **Erregungszustand** ist eines der häufigsten psychiatrischen Notfallsyndrome und führt sehr häufig zu einer Aufnahme in eine psychiatrische Klinik.

Angststörungen (F40.0–F41.9): Angststörungen gelten als die häufigste psychische Störung überhaupt. Entsprechend der 12-Monats-

Prävalenz leiden 10 % an einer spezifischen Phobie, 6 % an einer Panikstörung, 2,7 % an einer sozialen Phobie und 2,2 % an einer generalisierten Angststörung (Bandelow et al. 2015). Obwohl auch mit Angstsymptomen einhergehend wird die **posttraumatische Belastungsstörung** und andere trauma- und belastungsbezogene Störungen in den Klassifikationssystemen nicht unter den Angststörungen aufgeführt. Wesentliche Entscheidungsgesichtspunkte waren hier die besondere Rolle der **Intrusionen** sowie andere **affektive Symptome**, die unzureichend unter den Angststörungen einzuordnen sind (Wittchen et al. 2014) (s. *Kapitel 8*). Eine **spezifische Phobie (F40.2)** bezieht sich auf ein bestimmtes Angst auslösendes Objekt oder Situation (z. B. Tiere, Höhe, Dunkelheit). Vermeidungstendenzen setzen ein, eine Konfrontation kann Panik auslösen. Die **Agoraphobie (F40.0)**, die ohne (F40.00) und mit Panikstörung (F40.01) auftreten kann, beschreibt Ängste vor größeren Menschenansammlungen, häufig mit dem Gefühl die Kontrolle zu verlieren, zu kollabieren und sich als hilflos ausgeliefert zu erleben. Die Agoraphobie zeigt sich u. a. in einem ausgeprägten sozialen Rückzug. Die **Panikstörung (F41.0)** ist durch wiederkehrende **Angstattacken** gekennzeichnet, die typischerweise nicht vorhersehbar sind und ohne Frühwarnzeichen aus „heiterem Himmel" auftreten. Sie ist begleitet von verschiedenen Angstsymptomen, häufig von der Furcht zu sterben, verrückt zu werden oder zu ersticken. Die Angstanfälle sind individuell ganz unterschiedlich und dauern ca. 30 min an. Die **soziale Phobie (F40.1)** wird auch als „Blickphobie" bezeichnet, da die Patienten Angst davor haben, im Mittelpunkt zu stehen. Bei der **generalisierten Angststörung (F41.1)** stehen die Sorgen im Mittelpunkt und die Angst, Alltagsprobleme nicht mehr bewältigen zu können.

Affektive Störungen, Depression (F31.3–F33.9): Angst und Agitation ist ein häufig auftretendes Begleitsymptom bei der Depression. Es konnte gezeigt werden, dass mehr als die Hälfte der Patienten mit Depression auch an einer zusätzlichen Angststörung leiden. Patienten mit **unipolaren (F32, F33)** und **bipolaren depressiven Episoden (F31.3–F31.5)** und Angstsymptomen hatten einen ungünstigeren klinischen Verlauf als depressive Patienten ohne Angst (Goldberg u. Fawcett 2012).

Depressive Patienten beschreiben auch häufig ängstliche Syndrome, ohne dass die diagnostischen Kriterien für eine depressive Störung und Angststörung erfüllt werden. Hier wird auch der Begriff der **ängstlichen Depression** („mixed anxiety-depression") verwendet. Patienten mit einer ängstlichen Depression **(F41.2)** haben sowohl subklinische depressive wie auch ängstliche Symptome.

Psychotische Störungen (F20–F29): Angst und Misstrauen treten bei Prodromalsyndromen und beginnenden psychotischen Erkrankungen häufig auf (Fusar-Poli et al. 2012). Bei der **paranoiden Schizophrenie (F20.0)** und den anderen psychotischen Erkrankungen kann Angst und psychomotorische Erregung die psychotischen Denkinhalte und Wahrnehmungen begleiten. Ist das psychotische Zustandsbild voll ausgeprägt, zeigen sich häufig körperliche Angstsymptome (z. B. Tachykardie), die Patienten sprechen dann aber nicht von Angst und wirken im Gespräch auch nicht ängstlich (etwa bei Größenwahn). Aggressiv gefärbte Erregungszustände sind bei psychotischen Erkrankungen und insbesondere bei der Manie nicht selten.

Persönlichkeitsstörungen (F60–F69): Bei einigen spezifischen Persönlichkeitsstörungen zeigen sich Angstsymptome häufig; insbesondere bei den **Cluster-C-Persönlichkeitsstörungen** („ängstliches Cluster" im DSM-5). Die **ängstlich-vermeidende Persönlichkeitsstörung (F60.6)** mit großer Selbstunsicherheit und Angst in sozialen Situationen zeigt viele Überlappungen insbesondere mit der **sozialen Phobie** mit ähnlicher Symptomatik, sodass eine Differenzialdiagnose, v. a. in der Akutsituation, schwerfällt. Bei der in klinischen psychiatrischen Settings bis zu 20 % auftretenden **Borderline-Persönlichkeitsstörung (F60.3)** werden ängstlich-depressive Symptome vor allem in Krisensituationen mit Selbstverletzungen und Suizidalität beschrieben. **Psychomotorische Erregungszustände** können bei der **Borderline-Persönlichkeitsstörung** auch durch ausgeprägte innere Anspannung, Wut und impulsive Handlungen gekennzeichnet sein, die für jeden Arzt oder Therapeuten eine große Herausforderung bedeuten (Gunderson 2011). Die **schizoide Persönlichkeitsstörung (F60.1)** ist insgesamt durch wenig affektiven Rapport gekennzeichnet (emotionale Kühle, Distanziertheit und flache Affektivität). Bei der durch Überempfindlichkeit und Misstrauen gekennzeichneten **paranoiden Persönlichkeitsstörung (F60.0)** können in Notfallsituationen und bei spezifischen Konflikten mit anderen Menschen auch aggressiv gefärbte Erregungszustände auftreten. Für psychopathische Persönlichkeiten und die schwere **dissoziale Persönlichkeitsstörung (F60.2)** ist das Fehlen von Empathie und Angst dagegen typisch (Fiedler 2007) (s. *Kapitel 7*).

Demenzielle Syndrome (F00–F03): Neben kognitiven Einbußen können bei der demenziellen Entwicklung häufig auch Ängste, Gereiztheit und Aggressivität auftreten, die meist von den Angehörigen beschrieben werden. Insbesondere bei der **frontotemporalen Demenz** prägen weniger die Ängste als vielmehr auftretende Enthemmungsphänomene und Aggressivität das klinische Bild.

Entzugssyndrome (F1x.3): In der Regel sind auch Entzugssymptome bei dem Entzug psychotroper Substanzen mit Angstsymptomen, innerer Unruhe und Schlaflosigkeit verbunden. Sie variieren entsprechend der Substanz stark. So war es zum Beispiel lange Zeit umstritten, ob bei einer Cannabisabhängigkeit Entzugssymptome auftreten können, wofür es aber mittlerweile ausreichende Evidenz gibt (Walter u. Wiesbeck 2009). Demnach scheint das **Cannabisentzugssyndrom** nach ca. 10 Stunden schleichend zu beginnen und bis 7 Tage, manchmal auch bis 21 Tage anzuhalten. Das **Alkoholentzugssyndrom** beginnt in der Regel 4–12 Stunden nach Ende oder Verminderung des Trinkens, erreicht die stärkste Ausprägung am 2. Tag der Abstinenz und verschwindet meist nach 4–5 Tagen. Das Auftreten eines **Opioidentzugssyndroms** hängt von dem eingenommenen Opioid ab, es beginnt im Heroinentzug nach ca. 8 Stunden, im Methadonentzug erst nach ca. 24 Stunden. Während das Maximum der Entzugssymptomatik im Heroinentzug nach 36–48 Stunden erreicht ist, wird es beim Methadonentzug erst nach etwa 3 Tagen erreicht. Der **Kokainentzug**, der nach wenigen Stunden bis Tagen nach Beendigung oder Reduktion des dauernden Kokainkonsums einsetzt, verläuft in mehreren Phasen, die durch Craving und nach Tagen einsetzende Müdigkeit und Depressivität gekennzeichnet sind, und kann in

Tab. 6.2: Entzugssyndrome bei substanzbezogenen Störungen

Entzugssyndrome	Beginn	Symptomatik
Alkoholentzug	nach 4–12 Stunden	Angst, Reizbarkeit, Unruhe, Übelkeit, Erbrechen, Blutdruckerhöhung, Tachykardie, Hypoglykämie, Tremor, erhöhte Krampfneigung
Opioidentzug	nach 36–48 Stunden	Niesen, Gähnen, Tränenfluss, Muskelschmerzen, abdominelle Spasmen, Übelkeit, Diarrhoe, Pupillenerweiterung
Kokainentzug	nach wenigen Stunden bis Tagen	Dysphorie, Depressivität, Müdigkeit, Insomnie oder Hypersomnie, vermehrter Appetit, psychomotorische Hemmung oder Erregtheit
Cannabisentzug	nach 10 Stunden	Angst, Affektlabilität, innere Unruhe, ev. Aggressivität, Schlafstörungen, Schwitzen
Tabakentzug	nach wenigen Stunden	dysphorische Stimmung, Schlafstörungen, Nervosität, Konzentrationsstörungen, gesteigerter Appetit oder Gewichtszunahme

abgeschwächter Form bis zu 10 Wochen anhalten. Der **Amphetaminentzug** geht mit ähnlichen Symptomen einher, endet aber im Allgemeinen nach 1–2 Wochen. Halluzinogene und Ecstasy weisen zwar eine psychische, aber keine physische Abhängigkeit auf. Bei Halluzinogenen aber auch bei Ecstasy werden an Komplikationen depressive und psychotische Episoden, und auch sog. Flashbacks oder Echophänome beschrieben. **Entzugssyndrome bei Tabakabhängigkeit** beginnen bereits einige Stunden nach dem Rauchstopp. Die meisten Symptome dauern Tage bis Wochen, sind aber nach bereits

7–10 Tagen deutlich abgeschwächt oder verschwunden. In *Tab. 6.2* sind Entzugssyndrome für die oben erwähnten häufigen Substanzstörungen aufgeführt.

Abhängigkeitssyndrome (F1x.2): Abhängigkeit von einer oder mehreren psychotropen Substanzen ist ein hinsichtlich der Ausprägung des klinischen Bildes variierendes Syndrom, das durch den Vorrang des Substanzkonsums gegenüber anderen Verhaltensweisen sowie die Fortsetzung des Konsums trotz schädlicher Folgen gekennzeichnet ist. Nach der **Tabakabhängigkeit** ist die **Alkoholabhängigkeit (F10.2)** die häufigste Substanzabhängigkeit mit einer Prävalenzrate von ungefähr 5 %. Für die Drogenabhängigkeit beträgt die Lebenszeitprävalenz 3 %. Die **Cannabisabhängigkeit (F12.2)** liegt zwischen 1,5 % und 2 %, die **Abhängigkeit von Opiaten (F11.2) und Kokain (F14.2)** bei 0,3–0,5 % in der Allgemeinbevölkerung (Kessler et al. 2005, McBride et al. 2009).

Angst bei somatischen Erkrankungen: Begleitende Angstsymptome sind auch bei somatischen Erkrankungen häufig anzutreffen. Deshalb ist es wichtig, diese Ursachen auszuschließen oder die zugrunde liegende Erkrankung zu behandeln, bevor eine symptomatische Therapie der Angst- und Erregungszustände erfolgen kann. In *Tab. 6.3* sind häufige somatische Erkrankungen zusammengestellt.

6.3 Was ist konkret zu tun?

Bei **Angst und ängstlicher Erregung** gilt es zum einen beruhigend auf den Patienten einzuwirken und gleichzeitig zuerst mögliche **somatische Ursachen für Angstsymptome** zu erkennen, um die entsprechende Behandlung rasch einzuleiten oder somatische Ursachen auszuschließen.

Als **erster Schritt der Diagnostik** ist eine gründliche körperliche Untersuchung des Patienten vorzunehmen. Rasch sollten sich eine Laboruntersuchung und ein EKG als weitere Diagnostik anschließen. Ist eine somatische Ursache ausgeschlossen, kann der Arzt sich ganz auf die Abklärung der **psychischen Angstsymptomatik** konzentrieren. Ein gute **psychopathologische Befunderhebung** ist entscheidend,

Tab. 6.3: Angstsymptome bei somatischen Erkrankungen

Ursachen		Merkmale
Kardio-vaskuläre Ursachen	Herzinfarkt	Koronare Herzkrankheit (KHK) bekannt; Zyanose, Kaltschweißigkeit; Diagnostik: EKG, Labor (CK, CK-MB, LDH, Troponin), Koronarangiographie
	Herzinsuffizienz	Herzinsuffizienz bekannt; Zyanose, Kaltschweißigkeit, Venenstauungszeichen (Linksherzinsuffizienz), Lungenstauung (Rechtsherzinsuffizienz); Diagnostik: Echokardiographie
Pulmonale Ursachen	Chronisch obstruktive Lungenerkrankung (COPD)	COPD bekannt; Diagnostik: Giemen und Brummen in der Auskultation, Lungenfunktionstest
Endokrine Ursachen	Hypoglykämie	Diabetes bekannt; vegetative Symptomatik, neurologische Ausfälle; Diagnostik: Blutzucker
	Hyperthyreose	Schilddrüsenerkrankung bekannt; Tachykardie, Exophthalmus, Struma, Gewichtsabnahme trotz Hungergefühl, Schweißausbrüche; Diagnostik: TSH, T3, T4
Neuro-logische Ursachen	Enzephalitis	Infektionen; Kopfschmerzen, Bewusstseinsstörungen, Herdbefunde, Orientierungsstörungen, Fieber; Blutbild, Liquorpunktion, EEG, MRI

Tab. 6.3: Angstsymptome bei somatischen Erkrankungen (Forts.)

Ursachen		Merkmale
	Tumor	Häufig Persönlichkeitsveränderungen, Kopfschmerzen, Übelkeit, Schwindel, Herdbefunde, Orientierungsstörungen; Diagnostik: Blutbild, MRI, Liquorpunktion
	Epilepsie	Vorbehandlung Epilepsie, Schädel-Hirn-Trauma; Bewusstseins- und Wahrnehmungsstörungen, teilweise Desorientiertheit; Diagnostik: EEG

um durch Einschätzung der Bewusstseinslage, der Orientierung, der Kognition, der Wahrnehmung und des Denkens, des Antriebes und der Stimmungslage die Angstsymptome einer psychiatrischen Erkrankung besser zuordnen zu können. Wie bei der Intoxikation ist die **Durchführung von Alkohol- und Drogentests** wie auch die **Drogenanamnese** wichtig.

> Ist die **psychomotorische Erregung** im Vordergrund, braucht es eine schnelle Entscheidung hinsichtlich der zu verabreichenden Medikation, da durch das klärende und beruhigend geführte Gespräch allein eine vollständige Besserung der Symptomatik eher unwahrscheinlich ist.

Durch die Anamnese und den psychopathologischen Befund kann eine Verdachtsdiagnose gestellt werden. Je nach Verdachtsdiagnose ändert sich die entsprechende Medikation. In *Tab. 6.4* sind die Angst begleitenden unterschiedlichen auffälligen psychopathologischen Symptome den entsprechenden Verdachtsdiagnosen (Syndrome) und dem jeweiligen Notfallprozedere zugeordnet. Die Behandlung des **Delirs** und der **Demenz** ist in *Kapitel* 3 und die der **Intoxikation** in *Kapitel* 5 ausführlicher beschrieben.

Liegen **psychotische Ängste** vor, werden vorrangig **Antipsychotika** bei Angst mit Erregungszustand gegeben (z. B. Olanzapin 10–20 mg als Einzeldosis), das gilt für die psychotischen Erkrankungen im enge-

Tab. 6.4: Angstsymptome, Verdachtsdiagnosen und Behandlung

Psycho-pathologie	Angst-symptome	Verdachts-diagnosen	Notfall-behandlung
Störungen des (qualitativen) Bewusstseins	Verwirrtheit und Ängste	Delir	mögliche somatische Ursache behandeln evtl. Antipsychotika
Störungen der Orientierung und des Gedächtnisses	Gereiztheit und Ängste	Demenz	evtl. Antipsychotika, evtl. Benzodiazepine
Störungen des Denkens und Halluzinationen	psychotische Ängste	psychotische Erkrankungen, drogeninduzierte Psychose	Antipsychotika, evtl. Benzodiazepine
Derealisation und Depersonalisation	(neurotische) Ängste	Angststörungen	evtl. Benzodiazepine
Derealisation und Depersonalisation; Impulsivität, Wut, Selbstverletzungen	Aggression und Ängste	(Borderline-) Persönlichkeitsstörung	sedierende Antipsychotika in Reserve
Depressive Stimmungslage	depressive Ängste	depressive Störung	Antidepressiva, evtl. Benzodiazepine

ren Sinne (z. B. Schizophrenie) und für die Komplikationen bei der Intoxikation und beim Entzug psychotroper Substanzen (*Tab. 5.3 und Tab. 6.2*).

Bei der Behandlung der **ängstlichen Depression** werden pharmakologisch **Antidepressiva** als Standardtherapie eingesetzt (z. B. Escitalopram, Duloxetin, Venlafaxin). Erregungszustände und begleitende Angstsymptome werden zusätzlich am besten mit **Benzodiazepinen** behandelt, z. B. mit Lorazepam (1–2,5 mg als Einzeldosis). Benzodiazepine stellen einen wichtigen Therapiebestandteil in der Behandlung von **agitiert-ängstlicher Symptomatik** bei **depressiven Patienten** dar.

Auch **die generalisierte Angststörung, die Agoraphobie und die Panikstörung** sprechen gut auf **Antidepressiva** an (Bandelow et al. 2015). Zu bedenken ist hierbei, dass der anxiolytische Effekt der Antidepressiva erst mit einer Latenz von 2–4 Wochen einsetzt. Hier können, wenn starke innere Unruhe im Vordergrund steht, **Benzodiazepine** zusätzlich gegeben werden. Die Medikation sollte aber wenn möglich auf diese ersten Wochen beschränkt bleiben, um dem Risiko der Benzodiazepinabhängigkeit entgegenzuwirken.

Ängste bei der Borderline-Persönlichkeitsstörung sind in erster Linie psychotherapeutisch zu behandeln. Hier entscheidet das Ausmaß der ängstlichen Erregung über die Medikation. Benzodiazepine oder sedierende niedrig potente Antipsychotika sind allenfalls in der Notfallsituation zu geben, um sie dann im weiteren Verlauf auszuschleichen und wieder abzusetzen.

Die **Intoxikationen** gehen nach Abbau der Substanz und bei vorliegender **körperlicher Abhängigkeit** in der Regel in ein **Entzugssyndrom** über, welches eine adäquate **Entzugsbehandlung** erfordert. Nach abgeschlossener Entzugsbehandlung schließt sich die **Rückfallprophylaxe** oder die **Substitution** an.

Als Komplikationen des **Alkoholentzugssyndroms** können Alkoholentzugsdelir und Grand-mal-Entzugskrämpfe auftreten. Pharmaka sind indiziert bei mittelschweren und schweren Entzugssyndromen. Weltweit sind **Benzodiazepine** die Medikation der ersten Wahl (Wal-

ter u. Wiesbeck 2009). Empfohlen werden insbesondere Benzodiazepine mit langer Halbwertzeit, wie z. B. **Diazepam**, die als effektiver in
der Anfallsprophylaxe gelten als Benzodiazepine mit kurzer Halbwertzeit. Über 3–5 Tage sollte die Medikation wieder ausgeschlichen
und abgesetzt werden. **Clomethiazol** ist gleichwertig für den Alkoholentzug und in der Behandlung des Entzugdelirs in Kombination
mit einem Antipsychotikum. Bei allen Patienten im Alkoholentzug
sollte Flüssigkeit ersetzt und **Thiamin** oral gegeben werden. Eine parenterale Gabe von Thiamin wird bei Patienten mit zusätzlichen, alko-
holbedingten amnestischen Störungen empfohlen.

Opioidentzugssyndrom: Die tägliche orale Gabe von Methadon mit
schrittweiser Dosisreduktion stellt eine kostengünstige Standardme-
dikation dar. In der Schweiz ist Methadon üblicherweise in Razemat-
form ((R,S)-Methadon) in Gebrauch. Empfohlen wird am ersten Tag
eine Methadongabe von 10–20 mg. Bei Patienten mit Methadonsub-
stitution richtet sich die Anfangsdosis nach der täglich eingenommenen Opioiddosierung. Buprenorphin ist als partieller µ-Agonist zur
Behandlung des Opioidentzugssyndroms geeignet. Im Vergleich zu
Methadon zeigt Buprenorphin Vorteile bei komorbider Depression
und in der Schwangerschaft. Mit der Gabe der ersten Dosis sollte bis
zum Auftreten eines Entzugssyndroms gewartet werden.

Bei Erregungszuständen im **Kokainentzug** kann der vorübergehen-
de Einsatz von Benzodiazepinen sinnvoll sein, wie z. B. Lorazepam
oder Oxazepam. Aufgrund des eigenen Abhängigkeitspotenzials
sollte der Einsatz unbedingt auf die Akutsituation beschränkt bleiben.

Die Symptome des **Cannabisentzugssyndroms** sind selten schwer
ausgeprägt und erfordern deshalb in der Regel keine pharmakologische Therapie. Bei ausgeprägter innerer Unruhe empfiehlt es sich,
vorübergehend schwach potente Antipsychotika zu verordnen, wie
Chlorprothixen, das mehrmals täglich in einer Dosis von 15–50 mg
gegeben werden kann.

Eine Übersicht über die Pharmakotherapie von Entzugssyndromen
und Abhängigkeit gibt *Tab. 6.5.*

Tab. 6.5: Pharmakotherapie von Abhängigkeits- und Entzugssyndromen

Abhängigkeits- syndrom	Entzug	Medikamentöse Rückfallprophylaxe/ Substitution
Alkohol- abhängigkeit	Benzodiazepine, Clomethiazol, Carbamazepin, Thiamin	Acamprosat, Naltrexon, (Dilsulfiram)
Opioid- abhängigkeit	Methadon, Buprenorphin, Morphin	Substitution mit Metha- don, Buprenorphin, Morphin
Kokain- abhängigkeit	evtl. Benzodiazepine, evtl. Antipsychotika	–
Cannabis- abhängigkeit	evtl. Chlorprothixen	–

6.4   Wie ist die therapeutische Haltung?

Bei Ängsten und Erregungszuständen ist eine **ruhige und deeskalie-
rende Haltung** zunächst die wichtigste Maßnahme. In der Kommunikation mit dem Patienten geht es besonders darum, durch Empathie und Fachkompetenz Ängste zu mindern.

Es ist zunächst entscheidend, dem Patienten in seinen Beschrei-
bungen von Sorgen und Beschwerden zuzuhören und nicht gleich
Medikamente und Prozedere vorzuschlagen, weil sich dann jeder
Patient mit Ängsten nicht ernst genommen fühlt und sich die
Angstsymptomatik weiter steigern kann.

Hier ist der aus der psychoanalytischen Theorie entnommene Begriff
„Holding" (Winnicott) sehr wertvoll, um die therapeutische Haltung
zu charakterisieren.

Angstpatienten sind auf einen guten Behandlungsplan angewiesen. Vermitteln Sie bei **Panikstörung, Phobien und generalisierter Angststörung** als nächstes die weiteren Schritte, die alle dazu dienen, dass die Ängste auf Dauer weniger werden. Erklären Sie in Ruhe die vorhandenen Therapiemöglichkeiten. Stellen Sie dem Patienten bei stationärer Aufnahme z. B. die pflegerische Bezugsperson vor oder zeigen die Räumlichkeiten, unternehmen Sie das Mögliche, um die Umgebungsvariablen so konkret wie möglich vorzustellen, sodass diffuse Ängste weniger werden und die Patienten Vertrauen in Sie, in die Behandlung und die Institution aufbauen können. Die Patienten müssen das Gefühl bekommen, mit ihrem Problem wirklich in „guten Händen" zu sein. Zuvor sollten Sie sich nicht verabschieden.

Ängste und Ärger können als Reaktion beim behandelnden Arzt auch Hilflosigkeit und Ärger auslösen, die reflektiert, aber nicht dem Patienten zurückgegeben werden sollten. Gerade bei Ärger und Gereiztheit, die häufig bei Patienten mit **Borderline-Persönlichkeitsstörung** in Krisensituationen zum Ausdruck kommen, sollte Verständnis für die Situation und den Ärger aufgebracht und signalisiert werden – bei Selbstwertproblemen und Beziehungsschwierigkeiten können diese Krisensituationen in der Regel individuell auch gut nachvollziehbar sein. Ärger in der Reaktion diesen Patienten gegenüber wird von ihnen gleich wahrgenommen und als Zurückweisung und Wiederholung von Verachtung und Trauma interpretiert. Damit wäre die erste Chance für die Herstellung einer guten Arzt-Patient-Beziehung schon vertan. Patienten mit **Borderline-Persönlichkeitsstörung** profitieren von einer ruhigen und empathischen Grundhaltung in Kombination mit einem deutlich zu erkennenden Verständnis für die momentane schwierige Situation besonders gut. Aber man sollte selbst nicht ängstlich-abwartend auf die negativen Gefühle reagieren, sondern auch mutig-anpackend und strukturgebend. Der Arzt zeigt, dass er weiß, wovon er redet, was die nächsten Schritte sein könnten. Bei diesen Leiden, die meist aus interpersonellen Schwierigkeiten heraus entstanden sind (Verlust, Trennung, Versagen), gibt es immer Hoffnung und neue Möglichkeiten der Verbesserung, auch wenn es gerade nicht so scheint. Dies sollte den Patienten in der Krisensituation auch so klar vermittelt werden. Durch diese Haltung, die sich im weiteren Kontakt z B. an einem dialektischen Vorgehen in der Kommunikation orientiert (Bohus 2002), kann ein *Commitment* mit den Patienten hergestellt werden, da sie die Grundlage für jeden Therapieerfolg gerade bei Patienten mit Borderline-Persönlichkeitsstörung darstellt.

Bei **depressiven Ängsten** von Patienten ohne Persönlichkeitsstörung aber klarer depressiver Symptomatik mit Verdacht auf eine depressive Störung sind die Ängste im Zusammenhang mit der Depression zu verstehen und einzuordnen. Die innere Unruhe und Gereiztheit sollte weniger aktiv konfrontierend wie bei der Borderline-Persönlichkeitsstörung, sondern im Kontext der Depression besprochen werden. Zur Entlastung von Ängsten und Stress kann es sinnvoll sein, neben dem empathischen und ruhigen Zuhören und Informieren, **Benzodiazepine** zu empfehlen. Die auf wenige Wochen begrenzte Gabe von Benzodiazepinen kann bei ängstlicher Depression zu einer raschen Besserung der inneren Unruhe und Anspannung führen. Bei der **Borderline-Persönlichkeitsstörung** dagegen wird eine Medikation mit Benzodiazepinen nicht empfohlen (Herpertz 2007).

Sollten die **psychotischen Ängste** im Vordergrund stehen, kann mit dieser Haltung mehr Akzeptanz für eine antipsychotische Medikation erreicht werden, die in dem meisten Fällen notwendig sein kann. Sollten in der akuten Situation **Antipsychotika** angeboten werden (z. B. Aripiprazol, Olanzapin, Risperidon), kann hierdurch Leiden verringert werden. Dieses Vorgehen eignet sich eher, als zu lange mit Benzodiazepinen zu behandeln, die auf psychotische Denkinhalte und Wahrnehmungen keinen Einfluss haben.

Immer jedoch gilt es, **Entzugssymptome** zu lindern, das Überleben zu sichern und den Gesundheitszustand langfristig zu stabilisieren.

7   Aggression und Gewalt

7.1   Was ist Aggression?

Aggression ist ein Verhalten zur Verteidigung und Gewinnung von Ressourcen und Bewältigung gefährlicher Situationen. Bei Menschen wird Aggression hervorgerufen als Reaktion auf Frustration, Hitze, Kälte, Schmerz, Furcht oder Hunger. Menschliche Aggression ist Verhalten mit der Absicht, anderen Menschen (oder Tieren) zu schaden.

7.2   Welche Diagnosen stecken dahinter?

Sämtliche immer wieder zitierte Risikofaktoren und Risikodiagnosen für Gewalt (und auch Straftaten), wie Schizophrenie, Sucht, männliches Geschlecht, Persönlichkeitsstörungen, Minderheiten, Migration, sind (vor allem im klinischen Alltag) fast genauso oft widerlegt worden wie sie beschrieben wurden. Insofern ist es deeskalierend, wenn man keine (falsche) vorgefertigte Auffassung hat, wer zu Gewalt neigen könnte. Zumal selbst die hauptstigmatisierte Gruppe der „Psychotiker" nur für einen Bruchteil (insgesamt 1 %) der schweren Gewaltverbrechen verantwortlich ist.

Wenn eine Frau in Deutschland ermordet wird, dann wird es in ca. 50 % der Fälle ein Expartner, Exfreund oder Ehepartner (oft ohne psychiatrische Anamnese) sein. Die Wahrscheinlichkeit für Gewalttaten erhöht sich zwar leicht (diese Aussage ist jedoch auch umstritten) wenn jemand psychisch krank ist, die Wahrscheinlichkeit von einem psychisch gesunden Täter bedroht, vergewaltigt, bestohlen oder ermordet zu werden ist jedoch hundertfach höher.

Viele Risiken verschieben sich innerhalb der Psychiatrie, vielleicht auch aufgrund von Fehlannahmen psychiatrischer Teams. Viele Teams denken, Zwangsmaßnahmen und „Strukturen" können deeskalieren oder männliche Mitarbeiter sorgen für mehr Sicherheit und weniger Übergriffe oder männliche Patienten neigen zu mehr Gewalt.

Die Schwankungen von Gewaltverhalten (und Zwangsmaßnahmen) bei psychiatrischen Patienten innerhalb von Kliniken und Abteilungen um das bis zu hundertfache zeigen, dass die Behandlungsumgebung, bauliche Voraussetzungen, Teamvariablen und Behandlungstraditionen einen wichtigeren Einfluss haben als psychiatrische Diagnosen per se.

Cave: Der einzige substanzielle Prädiktor von Gewaltverhalten, den wir heute kennen, ist die Anamnese von Gewalt.

Um die Wahrscheinlichkeit eines Risikos von aggressiven Angriffen gegen Personen in der Psychiatrie abzuschätzen, kann grob mit der *Bröset-Gewalt-Skala* gearbeitet werden. Dieses Instrument zur kurzfristigen Vorhersage aggressiven Verhaltens während einer stationären Behandlung hat nur begrenzt Einzug in die Praxis gefunden. Die Qualität der Vorhersage übertrifft nicht die intuitiven Einschätzungen erfahrener Kliniker. Allerdings kann das Anwenden einer Skala möglicherweise die empfundene Selbstwirksamkeit, die intensivere Beobachtung von Patienten und einen regelmäßigen Kontakt der Teammitarbeiter gewährleisten.

In der Bröset-Skala können insgesamt 6 Punkte erreicht werden, es zählt das Auftreten des Verhaltens in einem bestimmten Beobachtungszeitraum (normalerweise ca. 8 Stunden). Etwa 1 von 100 Patienten wird gegen Personen gewalttätig, wenn er 1–2 Punkte erreicht. Etwa 1 von 4–5 Patienten wird gewalttätig, wenn er 5–6 Punkte in der Skala erreicht. Die Bröset-Skala ist eher für psychotische, delirante oder demente Patienten geeignet; einen Psychopathen, Kriminellen, Massenmörder oder Mafiaboss wird man mit dieser Skala nicht des Mordes überführen *(Tab. 7.1)*.

Tab. 7.1: Bröset-Skala

Verwirrt	erscheint offensichtlich verwirrt und desorientiert. Ist sich möglicherweise der Zeit, des Ortes und der Personen nicht bewusst; verkennt Personen, Situationen	1
Reizbar	ist schnell verärgert oder wütend; zum Beispiel nicht in der Lage, die Anwesenheit anderer zu tolerieren	1
Lärmig	das Verhalten ist übermäßig laut oder Krach verursachend. Z. B. schlägt Türen, schreit beim Sprechen etc.	1
Körperliches Drohen	eine deutliche Absicht, eine andere Person zu bedrohen. Z. B. eine aggressive Körperhaltung einnehmen, an der Kleidung einer anderen Person reißen, Ballen der Faust, Heben eines Armes oder Fußes	1
Verbales Drohen	ein verbaler Ausbruch, der mehr ist als nur eine erhobene Stimme; und der die klare Absicht hat, eine andere Person zu verängstigen/einzuschüchtern, z. B. verbale Angriffe, Beschimpfungen, verbal neutrale Kommentare, die auf eine knurrende aggressive Art und Weise geäußert werden	1
Angriff auf Gegenstände	Eine aggressive Handlung, die sich gegen einen Gegenstand und nicht gegen eine Person richtet, z. B. das wahllose Zuschlagen oder Zerschlagen von Fenstern, Treten, Schlagen oder Kopframmen gegen einen Gegenstand oder Zerschlagen von Möbeln	1

7.3   Was ist konkret zu tun?

Nach einem Übergriff ist also zuerst zu klären, wodurch dieser zustande kam. Abhängig von der Ursache ergeben sich mehrere Optionen.

7.3.1   Disziplinarische Entlassung/Time Out

Wenn der Übergriff **nicht** durch die psychiatrische Erkrankung und damit verbundene Symptomatik und eingeschränkte Willensbildung verursacht war und durch eine medikamentöse Intervention entsprechend **keine** Aussicht auf Behandlungserfolg besteht, sollte **keine psychiatrische Aufnahme** erfolgen. Liegt bei einem stationären Patienten also keine Aggression aufgrund psychotischer, deliranter – durch Zwangsmaßnahmen behandelbarer – Symptome vor, sollte primär eine **disziplinarische** Entlassung bei fehlender klarer psychiatrischer Kernsymptomatik und Behandelbarkeit erwogen werden.

Bei Persönlichkeitsstörungen und/oder Abhängigkeitserkrankungen (außer Delir, Intoxikation) besteht kein therapeutischer Benefit von psychiatrischen Zwangsmaßnahmen und ebenfalls keine durch die Akutsymptomatik erklärbare Ursache und Behandelbarkeit des Verhaltens. Hier stehen also potenzielle Traumatisierung und Schädigung des Patienten, des Personals und von Mitpatienten einem fehlenden Nutzen (oder gar Schaden) durch Zwangsmaßnahmen gegenüber.

7.3.2   Deeskalation der Situation

Deeskalation heißt, eine Situation ohne mechanische oder medikamentöse Zwangsmaßnahme beim Patienten zu meistern. Je früher Deeskalation einsetzt, desto einfacher und effektiver wird sie sein und desto seltener werden Situationen im Stationsalltag eskalieren (siehe therapeutische Haltung). Wenn eine Atmosphäre auf einer Abteilung zum Eskalieren führt, sind Patienten auch Opfer von Aggression und können dann als Gegenreaktion aus einem restriktiven psychiatrischen Setting (oder Altersheim) resultieren, wo unbewusst eine Kränkung der Menschenwürde und freiheitsberaubende Szenarien erfolgen sowie Frustrationen beim Patienten erzeugt werden, wenn ein Behandlungsteam Grenzen überschreitet.

> Hier steht nicht die Behandlung der Aggression im Vordergrund, sondern die **Vermeidung der Frustration** von Patienten und Änderung der Abläufe (siehe auch *Kapitel 7.4*).

In Studien zeigt sich, dass die Reflexionsfähigkeit von Behandlungsteams Isolationen prädiziert und sogar stärker prädiziert wie Patientenvariablen. Durch ein klärendes Gespräch mit dem Patienten kann dann der Grund für seine Aggression erkannt und die Situation verbessert werden. Meistens werden Patienten Anliegen verwehrt (Telefonat, zu Hause etwas holen, Schmerzbehandlung, Ausgang, anderer Bettnachbar, etwas zu essen, etwas zu trinken, fernsehen, Besuch), was dann in einem Ausbruch von Aggression gipfelt.

7.3.3 Zwangsmaßnahmen

Es gibt keine klinischen kontrollierten und randomisierten Studien zum Nutzen und Schaden der international und regional mit erheblichen Unterschieden durchgeführten Zwangsmaßnahmen. De facto gibt es auch für Zwangseinweisungen bisher keine wissenschaftlichen Belege, dass die beschriebenen Maßnahmen sich auf einzelnen patientenbezogenen Outcome-Ebenen eines unfreiwilligen psychiatrischen Klinikaufenthaltes niederschlagen oder die Häufigkeit solcher Aufenthalte minimieren.

Bei allen Zwangsmaßnahmen muss der Grundsatz der **Verhältnismäßigkeit** beachtet werden mit der Überprüfung, ob nicht ein milderes, weniger belastendes Mittel zur Verfügung steht, das angestrebte Ziel zu erreichen. Und das angestrebte Ziel sollte zwingend ein Patientenziel sein und nicht das Ziel anderer. Insbesondere bei persönlichkeitsgestörten Patienten sollten Zwangsmaßnahmen angesichts des fehlenden therapeutischen Nutzens (da hier keine medikamentösen Effekte zu erwarten sind) obsolet sein, gerade weil diese Patientengruppe in der Regel bereits mehrfach traumatisiert ist.

Zwangsmaßnahmen als Reaktion auf Gewalt können zu schweren psychischen Traumata und Folgen führen und lassen sich medizinethisch nur rechtfertigen, wenn
a) eine psychische Erkrankung vorliegt, die die freie Willensbildung aufhebt,
b) die erzwungene Maßnahme den Krankheitszustand mit vernünftiger Aussicht auf Erfolg bessern kann,
c) die Fremdgefährdung eine kausale Folge der Erkrankung darstellt.

Vor der Durchführung von Zwangsmaßnahmen sollten die Betroffenen nach Möglichkeit gefragt werden, welche Zwangsmaßnahme für sie am ehesten erträglich wäre. Die minimalinvasive Methode zur Gewährleistung der Therapie steht dabei immer im Vordergrund, da alle Formen von Zwangsmaßnahmen aus „pädagogischen Gründen" gesetzeswidrig sind und nicht im Sinne ärztlichen Handelns. Die *Tab. 7.2* zeigt Zwangsmaßnahmen hierarchisch geordnet nach Einschränkung des Freiheitsgrades. Im Falle der Eskalation und/oder einer erforderlichen Medikamentengabe sollte genau in dieser Reihenfolge vorgegangen werden.

Tab. 7.2: Eskalationsschema bei Zwangsmaßnahmen

Max. 5 Minuten **Orale Medikation unter Personalpräsenz**	2 oder 3 Mitarbeiter gehen zum Patienten und fordern ihn zur Medikamenteneinnahme auf auch unter Aufzeigen der möglichen „invasiveren" Maßnahmen. Die Medikamente in 2–3 Varianten sollten die Mitarbeiter bereits griffbereit haben (inklusive Spritze für Schritt 2).
Max. 10 Minuten **Festhalten und i. m. Medikation**	Wenn der Patient keine orale Medikation nimmt, meint Festhalten das Überwältigen und Halten eines Patienten durch Mitarbeiter, während ihm die Medikation intramuskulär verabreicht wird. Dabei wird er nicht vollständig entkleidet, sondern nur die Hose etwas nach unten gezogen.

Tab. 7.2: Eskalationsschema bei Zwangsmaßnahmen (Forts.)

Max. 60 Minuten **Isolation**	Eine Isolation kann so lange anhalten, bis die Situation sich beruhigt hat. Ohne begleitende Medikation ist sie allerdings nicht so nachhaltig jedoch traumatisierender als die orale Medikation. Viele psychiatrische Teams entkleiden Patienten nicht und nehmen Menschen auch nicht ihre persönlichen Gegenstände ab, wenn isoliert werden muss. Viele Teams verbinden auch die Isolation mit einer regelmäßigen Einzelbetreuung.
5 min. bis 180 min. **Fixierung**	Fixierung bedeutet das Festbinden eines Patienten auf ein Krankenhausbett mittels spezieller Gurtsysteme und sollte aus Sicherheitsgründen immer als 4-Punkt-Fixierung, bei längerer Fixierung auch 5-Punkt-Fixierung mit Bauchgurt erfolgen. In der Regel erfolgt sie nur zur Medikamentengabe, kann aber auch bei vitaler Indikation länger andauern (Erysipel beim Delir). Eine kontinuierliche 1 : 1-Betreuung ist bei Fixierung vorgeschrieben. Unter Fixierung sind auch Bettgitter, Anbinden an einen Stuhl mittels Bauchgurt oder Brett sowie Polizeimaßnahmen wie Gebrauch von Handschellen und Zwangsjacken zu verstehen.

Die **Würde** des Patienten muss bei allen Maßnahmen gewahrt werden. Eine Entkleidung ist (außer bei V. a. schwere vital bedrohliche körperliche Erkrankung) **nicht zu rechtfertigen**. Dem Patienten sollte jeder Schritt genauestens erklärt werden, warum eine Zwangsmedikation erfolgen muss und die Maßnahme jederzeit abgebrochen werden kann, wenn der Patient einer freiwilligen Einnahme doch zustimmt.

Liegt eine **Manie oder Schizophrenie** vor, ist eine medikamentöse Zwangsbehandlung indiziert und der Behandlung sollte auf jeden Fall einer mechanischen Beschränkung ohne symptomatische Behandlung Vorrang gegeben werden. Eine alleinige Isolation bei Gewalt ist medizinethisch obsolet, da sie keine Therapie beinhaltet, aber Schäden verursacht. Bei jeder notwendigen Zwangsbehandlung sollten dem Patienten verbleibende Entscheidungsmöglichkeiten mit Alternativen angeboten werden und eine kurze Aufklärung über das Prozedere erfolgen.

Der Arzt geht also in Begleitung des Pflegepersonals zum Patienten und erklärt, warum aufgrund des bedrohlichen Verhaltens, das nicht toleriert werden kann, eine Entspannung erforderlich ist. Er hat idealerweise mehrere orale und parenterale Medikationen bei sich (bspw. oral Olanzapin 20 mg und Lorazepam 2,5 mg sowie 1 600 mg Valproat; parenteral 20 mg Olanzapin) über deren Alternativen er informiert und den Patienten wählen lässt. Der Patient kann entscheiden, ob er lieber oral oder parenteral Medikamente nehmen will oder unbehandelt isoliert werden will. Ihm muss erklärt werden, dass das Personal und Mitpatienten Angst haben und deshalb eine Maßnahme erfolgen muss. In der Regel werden die Patienten in der Akutsituation zur zwangsweisen oralen Medikamenteneinnahme greifen und es nicht auf eine parenterale Gabe von Medikamenten ankommen lassen.

Bei psychotischen Erregungszuständen wird die alleinige Verordnung eines Benzodiazepins ohne zusätzliche Verordnung eines Antipsychotikums nicht empfohlen.

Bei aggressiven Erregungszuständen vor dem Hintergrund von Intoxikationen mit **Alkohol, Mischintoxikationen, Intoxikation mit unbekannten Substanzen** oder diagnostisch unklaren Zustandsbildern ist besondere Zurückhaltung gegenüber einer sedierenden Medikation und intensive Überwachung angezeigt. Vergleichsweise sicher ist bei zwingender Indikation eine pharmakologische Intervention mit Haloperidol (10 mg).

Aggressives Verhalten bei Demenzkranken kann, wenn erhebliche Gefährdungen resultieren und nicht-pharmakologische Interventionen nicht zum Erfolg führen, mit Valproat behandelt werden. Die Initialdosierung beträgt etwa 25–50 % der gültigen Empfehlungen für die Akutbehandlung von psychotischen Erkrankungen. Die beste Evidenzbasis unter den Neuroleptika hat Risperidon (0,5 mg). Die Mortalität von Demenzkranken unter Neuroleptikagabe steigt und ein antiaggressiver Effekt ist in placebokontrollierten Studien kaum vorhanden. Entsprechend muss bei Demenz die Verhältnismäßigkeit einer Medikation noch einmal anders bewertet werden, da gerade bei dementen Patienten unerkannte Schmerzen, Hunger, Durst, eine fremde Umgebung und die Bevormundung durch Personal (beispielsweise bei der Körperpflege) und damit reaktive Aggression einen erheblichen Faktor spielt und eine kausale Behandlung der Aggression nicht möglich ist.

> Zwangsmaßnahmen sind weitgehende Eingriffe in die Grundrechte und müssen zuverlässig und vollständig im Hinblick auf Anlass, Rechtsgrundlage, Art und Dauer der Maßnahme dokumentiert werden.

Auch aggressive Übergriffe von Patienten sollten mit einer standardisierten und gebräuchlichen Dokumentation erfasst werden. Eine vergleichende Verwendung als Qualitätsindikator sollte beide Aspekte berücksichtigen und muss für eine sinnvolle Interpretation die Besonderheiten der jeweiligen klinischen Einheit in Rechnung stellen.

7.4 Wie ist die therapeutische Haltung?

Eines der wichtigsten Ziele psychiatrischer Behandlung ist das Schaffen eines sicheren, wohltuenden Klimas und einer guten, empathischen Behandlungsatmosphäre. Gelingt dies, gibt es selten aggressive Zwischenfälle, gelingt dies nicht, gibt es häufig aggressive Zwischenfälle. Aggressive Zwischenfälle resultieren in Zwangsmaßnahmen und Zwangsmaßnahmen führen zu reaktiven aggressiven Zwischenfällen. Insofern hängt aggressives Verhalten oft weniger mit

Patientenvariablen selbst zusammen als mit Variablen der Umgebung, des Personals, örtlichen Gegebenheiten und der Klinik. Studien aus Norwegen und Deutschland zeigen, dass auf Akutabteilungen Zwangsmaßnahmen und Übergriffe um das 10- bis sogar 100-fache schwanken können und dieses Phänomen über Jahre in Kliniken stabil bleibt. Ob ein Patient Zwangsmaßnahmen erfährt, hängt also eher von der jeweiligen Klinik und vom Behandlungsteam ab als von dem Patienten selbst.

Insgesamt kommt tätlich-aggressives Verhalten gegen Klinikmitarbeiter sehr selten vor, die geschätzten Zahlen in Deutschland und der Schweiz liegen bei ca. 2 % aller psychiatrischen Aufnahmen. Umgekehrt werden bis zu 50 % der hospitalisierten Patienten „Opfer" von Zwangsmaßnahmen.

7.4.1 Was sind beeinflussbare Größen zur Vermeidung von Aggression?

Haltung des Behandlungsteams: Eine wichtige – beeinflussbare – Komponente im Auftreten von Gewalt ist die Haltung des Behandlungsteams. Teams erklären sich die Ursache von Aggressionen sehr unterschiedlich. Führen Teams Aggression auf die Umgebung der Klinik zurück (Unterbringung, gerichtliche Anhörung, Zwang zur Medikamenteneinnahme, Abnahme persönlicher Gegenstände, wenig Bewegungs- und Freizeitangebote, unruhige angespannte Atmosphäre etc.) treten bei Patienten weniger Aggressionen auf, da das Team dann automatisch versuchen wird, eine patientenfreundliche Atmosphäre zu schaffen und die Patientenperspektive einzubeziehen. Die Aggression wird dann durch die Situation begründet, das Teammitglied nimmt die Perspektive des Patienten ein, versucht die Patientensituation zu verbessern und denkt „unter diesen Bedingungen würde ich auch aggressiv werden". Wird Aggression als ein biologisches Phänomen der Erkrankung wahrgenommen, bzw. als ein Manko des Patienten ist sie primär unbeeinflussbar mit der Erkrankung (zum Beispiel Psychose) verbunden. Das bedeutet, der Patient wird als per se aggressiv wahrgenommen, egal, wie sich das Team verhält. Aus diesem Blickwinkel entsteht Hilflosigkeit beim Team, empfundene fehlende Einflussnahme des Teams auf Vorfälle führt letztlich auch zu Burn-out und zu mehr Aggression sowie mehr Zwangsmaßnahmen. In einem interessanten aktuellen Artikel konnte sehr hochkarätig beleuchtet werden, dass Personal, welches biologische Erklärungen für Verhalten vermutet, weniger empathisch reagiert. Das ist logisch, da das Verhalten dann weniger nachvollziehbar, beeinflussbar und im Kontext veränderbar verstanden wird (PNAS 2014) und quasi wie ein Stigma an der Diagnose haftet.

> Viele Aggressionstheorien begründen Aggression als ein Resultat von Frustration.

Frustrationen sind auf psychiatrischen Akutstationen universell: Es gibt Durchsuchungen, Abnahme von Privateigentum, richterliche Anhörungen, restriktive teilweise willkürliche „Ausgangsregelungen", „Verpflichtungen" wie Waschen, Aufstehen um 7:00 Uhr, Abendessen um 17:00 Uhr nachmittags, keinen eigenen Fernseher, Einschränkung von Besuchszeiten, eine verschlossene Küche, keine Raucherräume, keine Zigaretten im Vorrat, keine Physiotherapie vor Ort, keinen Fitnessraum, keinen Zugang zum Garten, kein Einzelzimmer, keine Rückzugsmöglichkeit, kein Zugang zu leitlinienbasierter Psychotherapie, keine strukturierten regelmäßigen Einzelgespräche, keine Therapiegruppen etc. Das Regelwerk, das psychiatrisch Schwerstkranke befolgen sollen, würde auf keiner Privatabteilung auch nur für 24 h Bestand haben. Männliches Personal, Temporärkräfte und ungelerntes Personal sind mit mehr aggressiven Zwischenfällen verbunden.

> Insofern spielt – Empathie vorausgesetzt – in der Vermeidung von Aggression vor allem die Supervision von Teams und Selbstreflexion eine große Rolle.

Das Team und die Abteilung müssen lernen, sich aus der Patientenperspektive wahrzunehmen. Werden Frustrationen von Patienten reduziert, kann eine Reduktion von Aggressionen stattfinden, und das wiederum schafft ein verstärktes Sicherheitsempfinden beim Perso-

Tab. 7.3: Haltung zur Prävention von Übergriffen

Aggressionsfördernde Haltung	Deeskalierende Haltung
viel hilft viel	so wenig wie möglich
der Patient muss sich an uns anpassen	wir müssen uns an den Patienten anpassen
je früher/je länger desto besser	je nach Bedarf
Mission: Stoffwechselstörung ausgleichen	Behandlung nach Leidensdruck
Symptomfreiheit um jeden Preis	Ernstnehmen Lebenskonzept
Bestimmung statt Verhandlung	Teilen von Verantwortung
„Anstalt" mit klaren Regeln	„Hotel" mit freiwilligen Angeboten
Patient hat „Pflichten"	Therapeut macht Angebote
Patient wird kontrolliert	dem Patienten wird vertraut
Erziehungscharakter	Dienstleistungscharakter
Unterbringung ohne Ausgang	Freiwilliger Verbleib mit allen Optionen
Reden über den Patienten	Reden mit dem Patienten
Team verurteilt den Patienten	Team reflektiert eigene Schwächen
Besserwissen	Aufzeigen von Optionen

nal. Zum optimalen therapeutischen Setting, in dem Transparenz, Patientenorientiertheit und Professionalität erreicht werden können, wird auf entsprechende Bücher verwiesen (Bock 2009, Mahler 2014, Lang 2013).

Kontroll- und Sicherheitsmaßnahmen hinterfragen: Über 40 % der Pflegefachpersonen erleben „Verweigerung" noch vor „rüder Sprache" (25 %) und „Beschimpfung" (22 %) als häufigste Form der Patientenaggression (Richter 2012). Hier wäre ein Mechanismus,

Aggression zu reduzieren, die „Regeln" denen sich der Patient „verweigert" idealerweise abzuschaffen, um beide Seiten (Team und Patient) von gegenseitigen Frustrationen und Teufelskreisen aus Gewalt (Kontrolle, Sicherheit, Regeln, Zurechtweisungen) und Gegengewalt (Zerstörung, Beschimpfung, Entweichung) zu befreien.

Eine Türöffnung und damit verbundene Entlastung der Patienten vor Restriktionen kann Übergriffe und Zwangsmaßnahmen um ein bis zu 10-faches reduzieren und das Sicherheitsempfinden von Pflegepersonen interessanterweise sogar erhöhen (Blaesi et al. 2015, Jungfer et al. 2014). Die banale Möglichkeit im Fernsehraum zu rauchen beispielsweise, reduziert Übergriffe und die nötigen Benzodiazepinmengen auf einer Akutabteilung.

7.4.2 Komfort erhöhen, räumlichen Freiraum schaffen

Die räumliche Umgebung spielt eine außerordentliche Rolle im Auftreten von Gewalt und Zwang in der Psychiatrie. Je mehr Komfort Patienten haben, je mehr Privatsphäre und je mehr Platz, je mehr Normalität auf einer Abteilung herrscht, je weniger Patienten auf einer Station sind (keine Überbelegung), desto weniger Übergriffe und Zwangsmaßnahmen wird es geben (Sollberger u. Lang 2014a,b, Lang 2013). Auch die Konzentration von Akutpatienten auf einer Abteilung sorgt für einen Anstieg aggressiven Verhaltens und von Übergriffen.

7.4.3 Gewaltfreie Kommunikation erlernen

Wichtig ist, dem akut agitierten Patienten gegenüber ruhig aufzutreten. Maßgabe ist, je lauter der Patient, desto leiser der Therapeut, je agitierter der Patient, desto ruhiger der Therapeut.

Freundlichkeit und Herzlichkeit müssen gerade im Erstkontakt selbstverständlich sein sowie das Signalisieren eines Bemühens um den Patienten. „Wie können wir Ihnen helfen, was können wir für Sie tun?" Wichtig ist auch, die Akutaufnahmesituation zu entschärfen, indem mit dem Patienten zum Beispiel durch den Garten spaziert wird, eine Zigarette geraucht oder insbesondere über für den Patienten nicht angstbesetzte Themen gesprochen wird.

Empathisches Zuhören erfolgt in einem sicheren Rahmen, damit der Patient sich öffnen kann. Der Therapeut muss sich für ein aktives Zuhören freimachen von Vorannahmen, Hypothesen und Urteilen, damit er Raum für die Welt des Patienten bietet. Vertrauensaufbau ist bei schizophrenen Patienten sehr vom Geschick des Therapeuten abhängig, denn wie eine Seifenblase umgibt den Patienten sein Wahn, der durch eine einzige Bemerkung oder etwa „Korrektur" vonseiten des Therapeuten „platzen" kann.

Die Psychopathologie sollte immer als Kompensationsversuch des Patienten zur Abwehr von Kritik und persönlichen Niederlagen erfasst werden, zu Beginn der Kontaktaufnahme wird der Wahn deshalb als gegeben angenommen und die Perspektive des Patienten auf seine Umwelt – auch wenn nicht immer leicht verstehbar – eingenommen. Aus der Perspektive des Patienten können dann vorsichtig Beeinträchtigungen durch Symptome herauskristallisiert werden und besprochen werden, und was man gegen diese Symptome tun könnte.

Gerade zu Beginn des therapeutischen Kontaktes soll für den wahnhaften Patienten Partei ergriffen werden und ihm das Gefühl vermittelt werden, dass der Arzt auch ein Anwalt ist, der ihm gegen Nachbarn, Polizei oder Angehörige beisteht und nicht auch noch gegen ihn fungiert.

7.4.4 Sprache den Patienten anpassen, wertschätzende Sprache

Schizophrene Patienten empfinden die Nachfrage nach Halluzinationen, Wahninhalten und Ich-Störungen häufig stigmatisierend bzw. als „Besserwisserei" des Therapeuten und diese werden auch häufig nicht negativ erlebt, da sie einen Teil des besonderen Signifikanzerlebens durch die Erkrankung darstellen. Insofern sollte man die Nachfrage von Symptomen eher mit weniger negativen Umschreibungen wie etwa „gesteigerte Sensibilität", „Mobbing", „telepathische Fähigkeit", „Denkausbruch" etc. benennen.

Auch wenn Medikamente empfohlen werden, bietet es sich an, als Zielsymptome eher die tatsächlich den Patienten beeinträchtigenden Symptome zu benennen und nicht das „Medikament gegen den Wahn" (der den Patienten gar nicht stört und dessen er sich sicher ist).

Ähnlich ist es auch bei dementen Patienten, die sich durch stetige Fragen nach Datum und Ort, die sie nicht beantworten können, stigmatisiert fühlen und oft ärgerlich werden. Hier kann man die Merkfähigkeit auch erfragen, indem Alltagsfragen gestellt werden. Schulen kann man seinen Umgang am Besten, indem man immer mit dem Patienten redet statt über ihn, sodass keine Besprechungen mehr und kein Austausch ohne Beisein des Patienten stattfinden.

7.4.5 Gewaltfreie Kommunikation

Aggressionen sollten im Gespräch wie eine Welle auslaufen können, Schwierigkeiten des Patienten sollten erkannt werden und sensibel damit umgegangen werden, vor allem wenn es um den Erhalt der Würde oder persönliche Kränkungen des Patienten geht. Es sollen problematische Aspekte der Akutstation, Diskomfort, Restriktion und die Schwierigkeit der Situation für den Patienten erkannt und eingestanden werden und sich lieber einmal zu viel als zu wenig entschuldigt werden für mögliche Fehler, Verzögerungen, unfreundliche Mitarbeiter oder auch einen schnarchenden Bettnachbar oder rüden Polizeieinsatz.

Es muss dem Patienten erklärt werden, warum er kein Einzelzimmer hat, welche externen Zwänge beispielsweise bestehen, ihn nicht gehen lassen zu können und welche Alternativen es gibt, seinen Komfort zu steigern. Hier soll versucht werden, dem Patienten spürbar entgegen zu kommen und dem Patienten klar zu machen, dass man um ihn bemüht ist und seine Anliegen ernst nimmt.

Um verstehen zu können, dient Clean Language, d. h. so wenig Worte wie möglich und ohne Suggestionspotenzial benutzen. Interesse signalisieren und auch einmal miteinander Lachen zu können. Auch die Technik der Paraphrasierung wird eingesetzt, d. h., das Gesagte wird in eigenen Worten wiede holt. Gegebenenfalls wird kurz nachgefragt. Diese Technik dient der Zusammenfassung, dem Faden halten und natürlich dem eigenen Verständnis.

Die Emotionen des Patienten müssen ernst genommen, benannt und die eigenen Empfindungen dazu gespiegelt werden. Auch sollten dringend geäußerte Sorgen und Ängste des Patienten aufgegriffen und abgebaut werden (wenn sich jemand Sorgen um seine Familie macht, sollte man ihm schnell ein Telefonat ermöglichen etc.). Des Weiteren ist zu klären, wie man gemeinsam weitermacht, Angebot und Spielregeln nennen. Man kann zum Beispiel in Aussicht stellen, mit ein paar Tage freiwilligen Aufenthalt auf einer Abteilung, zur Beobachtung und ohne Medikamente anzufangen, um dann der einweisenden Polizei die Rückmeldung zu geben, dass alles okay ist und sie sich keine Sorgen machen müssen.

Möglichst viele Entscheidungsalternativen eröffnen, am besten fragen, welches Medikament sich jemand vorstellen könnte, ob er etwas kennt, was ihm einmal geholfen hat, oder wie er dieses oder jenes findet. Die Frage, wozu der Patient von sich aus positiv motiviert ist und wofür er gute Voraussetzungen mitbringt, wobei er gut wird mitmachen können, sollte daher leitend sein für die Wahl und spezifische Gestaltung des therapeutischen Angebotes, wenn man den Wirkfaktor der Ressourcenaktivierung gezielt nutzen will.

7.4.6 Zugang zu allen erfolgsbasierten Therapieverfahren

Eine patientenorientierte, zeitgemäße und humane Psychiatrie bedeutet, dass jeder eintretende Patient Zugang zu einer **leitlinienbasierten Behandlung** bekommt, was Ergotherapie, Psychotherapie, Physiotherapie, Sport, Pharmakotherapie nach State of the Art und einen möglichen Aufenthalt im Freien bedeutet. Diese Situation ist auf vielen geschlossenen Akutabteilungen nicht gewährleistet, was Übergriffe erhöht.

7.4.7 Antiagressive Pharmakotherapie

Das Medikament der Wahl mit der besten nachgewiesenen antiaggressiven Wirkung ist Clozapin (Frogley et al. 2012, Krakowski et al. 2014, Brieden et al. 2002). Eine Alternative als Akutmedikament ist Olanzapin, was den Vorteil hat, dass es auch eine sedierende Komponente mitbringt.

Viele Teams kombinieren Olanzapin und Clozapin routinemäßig mit Benzodiazepinen, was jedoch nicht in allen psychiatrischen Leitlinien empfohlen wird, teilweise wird wegen zu sehr sedierenden Effekten sogar davon abgeraten. De facto ist die parenterale Gabe von Olanzapin und Midazolam in vielen Rettungsstellen und Psychiatrien Routine und als solche auch als sicher und effektiv beschrieben (Chan et al. 2013).

In einer großen Vergleichsstudie bei schwer agitierten Patienten, die entweder Haloperidol, Ziprasidon oder Olanzapin erhielten, zeigte sich Olanzapin am besten wirksam gegen Aggression. Haloperidol zeigte keinen Einfluss auf Aggression. Bei bipolaren Patienten kann auch Lithium und/oder Valproat eingesetzt werden, wobei Lithium bei der akuten Manie manchmal sehr viel Zeit braucht, bis ein Spiegel erreicht ist und Valproat in seiner antiaggressiven Wirkung dem Olanzapin deutlich unterlegen ist.

Was kann konkret Gewalt und Übergriffe reduzieren?

- Öffnung von Stationen (mehr Platz, mehr Möglichkeiten, Wünsche zu erfüllen, mehr Freiraum für Patienten).
- Keine überbelegten Stationen.
- Weddinger Modell (u.a. keine Gespräche über den Patienten, Beteiligung von Patienten an Fallbesprechungen).
- Kommunikations- und Deeskalationstrainings, allerdings nicht, wenn sie physische/mechanische Beschränkungsmethoden einbeziehen.

- Niederschwellige aufsuchend-ambulanten „Einmischung" unterhalb der Krisenschwelle.
- Trialogisch besetzte Qualitätszirkel.
- Privatsphäre, Rückzugsorte, Einzelzimmer.
- Supervision des Teams.
- Weibliches Personal, Bezugspflege.
- Behandlungsvereinbarungen.
- Attraktive Therapieangebote.
- Sportangebote.
- Antiaggressive Pharmakotherapie (Olanzapin, Clozapin; Lithium, Valproat, Aripiprazol).
- Keine pädagogischen Interventionen.
- Keine „Verpflichtungen" (frühes Aufstehen, Küchendienst, halbstündige Ausgangsregelungen, reglementiertes Telefonieren, reglementierte Besuchszeiten etc.) außer Einnahme von Medikamenten.
- Klare Sprechzeiten der Ärzte, tägliche Kurztermine bei Arzt und Bezugspflegeperson.

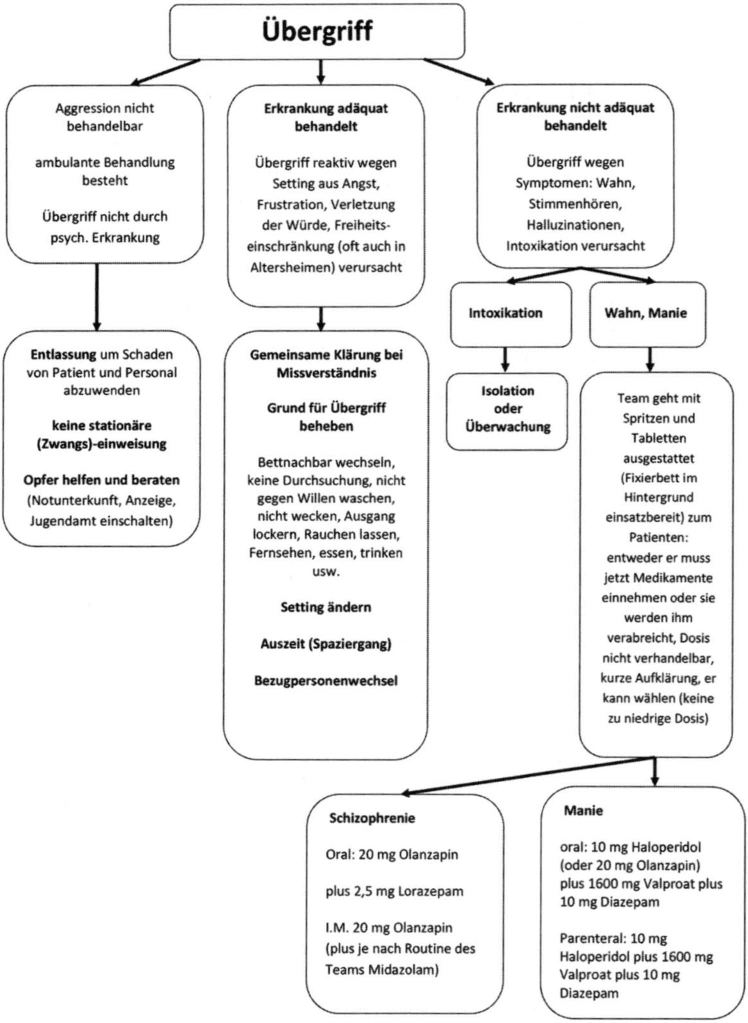

Übergriff

Aggression nicht behandelbar

ambulante Behandlung besteht

Übergriff nicht durch psych. Erkrankung

Erkrankung adäquat behandelt

Übergriff reaktiv wegen Setting aus Angst, Frustration, Verletzung der Würde, Freiheitseinschränkung (oft auch in Altersheimen) verursacht

Erkrankung nicht adäquat behandelt

Übergriff wegen Symptomen: Wahn, Stimmenhören, Halluzinationen, Intoxikation verursacht

Intoxikation

Wahn, Manie

Entlassung um Schaden von Patient und Personal abzuwenden

keine stationäre (Zwangs)-einweisung

Opfer helfen und beraten (Notunterkunft, Anzeige, Jugendamt einschalten)

Gemeinsame Klärung bei Missverständnis

Grund für Übergriff beheben

Bettnachbar wechseln, keine Durchsuchung, nicht gegen Willen waschen, nicht wecken, Ausgang lockern, Rauchen lassen, Fernsehen, essen, trinken usw.

Setting ändern

Auszeit (Spaziergang)

Bezugpersonenwechsel

Isolation oder Überwachung

Team geht mit Spritzen und Tabletten ausgestattet (Fixierbett im Hintergrund einsatzbereit) zum Patienten: entweder er muss jetzt Medikamente einnehmen oder sie werden ihm verabreicht, Dosis nicht verhandelbar, kurze Aufklärung, er kann wählen (keine zu niedrige Dosis)

Schizophrenie

Oral: 20 mg Olanzapin

plus 2,5 mg Lorazepam

I.M. 20 mg Olanzapin (plus je nach Routine des Teams Midazolam)

Manie

oral: 10 mg Haloperidol (oder 20 mg Olanzapin) plus 1600 mg Valproat plus 10 mg Diazepam

Parenteral: 10 mg Haloperidol plus 1600 mg Valproat plus 10 mg Diazepam

Abb. 7.1: Vorgehen nach einem Übergriff

8   Unfall und Trauma

8.1   Psychisches Trauma und Traumafolgen

Jeder externe Stressor führt zu einer Stressreaktion, die mit einem Erregungs- und Aktivationszustand verbunden ist (s. *Kapitel 6*). Mit Hilfe von Kampf/Fluchttendenzen und Copingmechanismen wird versucht, diesen Stress zu bewältigen. Ein **psychisches Trauma** entsteht dann daraus, wenn es auch zu einem **vitalen Diskrepanzerlebnis** zwischen den bedrohlichen Situationsfaktoren und den individuellen Bewältigungsmöglichkeiten kommt. Dies ist mit **Gefühlen von Hilflosigkeit** und einer **„dauerhafte(n) Erschütterung von Selbst- und Weltverständnis"** verbunden (Fischer u. Riedesser 1999).

Im ICD-10 wird das **psychische Trauma** mit „außergewöhnlicher Belastung mit katastrophalem Ausmaß" und im DSM-5 als „Konfrontation mit tatsächlichem oder drohendem Tod, ernsthafter Verletzung oder sexueller Gewalt" definiert.

Es gibt verschiedene Auslöser für **psychische Traumata**. In der Regel sind es unerwartete und außergewöhnliche Belastungen, die jenseits der Erfahrung liegen, denen ein Individuum normalerweise ausgesetzt ist. Dazu gehören **schwere Unfälle mit Körperverletzung oder Todesfolge, Raubüberfall, Vergewaltigung, Misshandlungen oder Tod eines Kindes.**

Eine häufig verwendete Einteilung **traumatischer Ereignisse** ist in *Tab. 8.1* dargestellt (Maercker 2009). Darin wird einerseits in einmalig/kurzfristige Traumata (Typ-I-Traumata) und mehrfach/langfristige Traumata (Typ-II-Traumata) und andererseits in akzidentielle (zufällige) und interpersonelle Traumata unterschieden.

20–30 % der deutschen Bevölkerung gaben in einer Umfrage zufolge an, mindestens einmal im Leben ein traumatisches Ereignis erlebt zu haben (Maercker et al. 2008).

Das Erleben eines **traumatischen Ereignisses** führt aber nicht in allen Fällen zu der Entwicklung einer **posttraumatischen Störung.**

Tab. 8.1: Traumatische Ereignisse (mod. nach Maerker 2009)

	Typ-I-Traumata (kurzfristig, einmalig)	Typ-II-Traumata (langfristig, mehrfach)
Akzidentielle (zufällige) Traumata	schwere Verkehrsunfälle, schwere Berufsunfälle (Feuerwehr, Polizei), kurz andauernde Katastrophen	technische Katastrophen, langandauernde Katastrophen (Erdbeben, Überschwemmung)
Interpersonelle Traumata	sexuelle Übergriffe (Vergewaltigungen), kriminelle Gewalt, ziviles Gewalterleben (Banküberfall)	sexueller Missbrauch in der Kindheit, körperliche Gewalterfahrungen, Kriegserleben, Geiselhaft, Folter, politische Inhaftierung

Wie gut ein psychisches Trauma verarbeitet werden kann, hängt von der individuellen Lebensgeschichte, dem persönlichen Befinden zum Zeitpunkt des traumatischen Ereignisses und von der Schwere und Dauer der Traumatisierung ab.

Wirken mehrere belastende Faktoren zusammen, können die **posttraumatischen Symptome** fortbestehen, obwohl das traumatische Ereignis bereits Wochen, Monate, oder auch Jahre zurückliegt. In diesen Fällen spricht man dann von einer **Traumafolgestörung**.

Die häufigste Traumafolgestörung ist die **posttraumatische Belastungsstörung (PTBS)**. Das Risiko nach einem schweren traumatischen Ereignis eine **PTBS** zu entwickeln liegt Studien zufolge bei ungefähr 50 % (Glaesmer et al. 2015). Es wird generell davon ausgegangen, dass interpersonelle und langfristige Traumata zu größeren Beeinträchtigungen führen als akzidentielle (zufällige) und kurzfristige Traumata. Insgesamt ist die Entwicklung der PTBS aber ein komplexer, multikausaler Prozess wechselseitiger Beeinflussung von prätraumatischen Faktoren, biologischer Vulnerabilität, psychosozialen Faktoren, dem Trauma selbst und den posttraumatischen Faktoren der Verarbeitung.

8.2   Welche Diagnosen stecken dahinter?

Als **akute Belastungsreaktion (F43.0)** werden diejenigen psychischen Störungen bezeichnet, die **unmittelbar nach einem traumatisierenden Ereignis** einsetzen. In den Medien wird in diesen Fällen oft von „Schock" oder „Nervenzusammenbruch" gesprochen. Die Symptome der akuten Belastungsreaktion sind verschieden, beginnen typischerweise mit einer Art „Betäubung" mit Bewusstseinseinengung und Desorientiertheit. Danach folgt ein Rückzug oder auch eine Überaktivität wie Fluchtreaktionen. Diese Verhaltensweisen sind begleitet von vegetativen Symptomen wie Tachykardie und Schwitzen (Dilling et al. 2013). Die Symptome verschwinden entweder innerhalb von wenigen Stunden oder Tagen, oder sie gehen über in die **posttraumatische Belastungsstörung**, die einen schweren Verlauf nehmen und chronifizieren kann.

Posttraumatische Belastungsstörung (PTBS) (F43.1). Die Posttraumatische Belastungsstörung (PTBS) ist die psychische Störung, die direkt und ausschließlich auf traumatische Ereignisse bezogen ist. 1–3 % der deutschen Allgemeinbevölkerung erfüllen die Kriterien für eine Posttraumatische Belastungsstörung (PTBS) (Maerker et al. 2008). Die PTBS zeigt sich in der Regel mit einer Latenz von **wenigen Wochen bis Monaten** nach dem traumatischen Ereignis. Je intensiver und belastender das Ereignis erlebt wurde, desto so wahrscheinlicher scheint die Ausbildung einer PTBS zu sein. Charakteristische Symptome einer PTBS sind die Trias aus Intrusionen (ungewolltes Wiederleben der Situation), Vermeidung (Vermeidung von Reizen, die an das Ereignis erinnern) und Hyperarousal (erhöhtes **Erregungsniveau**). Es ist davon auszugehen, dass Patienten mit PTBS eine geringere Lebensqualität, eine schlechtere körperliche Gesundheit und eine höhere psychiatrische Komorbidität als Patienten mit Angststörungen aufweisen können (Walter u. Gouzoulis 2014).

Tab. 8.2: Symptome der Traumafolgestörungen

Störungen	Merkmale	Zeitpunkt
Akute Belastungsreaktion	nach initialem Gefühl der „Betäubung" wechselnde Gefühle von Angst, Ärger, Verzweiflung, Überaktivität und Rückzug	unmittelbar nach dem traumatischen Ereignis
Posttraumatische Belastungsstörung (PTBS)	Wiedererleben der traumatischen Situation, Vermeidung von Reizen, die mit dem Ereignis in Zusammenhang stehen, Amnesie oder anhaltende Symptome eines erhöhten Erregungsniveau wie Schlafstörungen, Reizbarkeit, Konzentrationsstörungen und Hypervigilanz	Wochen bis Monate nach dem traumatischen Ereignis
Andauernde Persönlichkeitsveränderung nach Extrembelastung	generell feindliche und misstrauische Haltung der Welt gegenüber, sozialer Rückzug, anhaltendes Gefühl von innerer Leere, Entfremdung und Bedrohtseins	mindestens 2 Jahre nach dem traumatischen Ereignis

Die **PTBS** ist zwar die häufigste, aber nicht die einzige Traumafolgestörung. **Angst, Depression und somatoforme Störungen** können ebenfalls nach einem psychischen Trauma auftreten und das klinische Bild prägen.

Eine **andauernde Persönlichkeitsveränderung nach Extrembelastung (F62.0)** kann dann diagnostiziert werden, wenn langfristige Reaktionen auf schwerwiegende oder länger anhaltende Traumatisierungen wie Konzentrationslagerhaft oder Folter auftreten. Eine PTBS kann der andauernden Persönlichkeitsveränderung nach Extrembelastung zeitlich vorausgehen. Die Symptome sollten **mindestens 2 Jahre** andauern.

In *Tab. 8.2* sind die typischen Symptome und der Zeitpunkt ihres Auftretens nach dem traumatischen Ereignis bei den **Traumafolgestörungen** dargestellt.

Zu den Reaktionen auf schwere, länger anhaltende Traumatisierungen gehören auch die **dissoziativen Störungen (F44)** einschließlich der **dissoziativen Identitätsstörung (multiple Persönlichkeitsstörung, F44.81)**. Häufiger noch als eigenständige Störung kommen **einzelne dissoziative Phänomene** bei der PTBS und bei der Borderline-Persönlichkeitsstörung vor.

Anpassungsstörungen (F43.2) treten nach einschneidenden oder belastenden Lebensveränderungen von weniger katastrophalem Ausmaß als bei den posttraumatischen Belastungsstörungen auf, z. B. nach Trennung, Scheidung oder einem Trauerfall. Sie werden deshalb nicht zu den **Traumafolgestörungen** gezählt. Meist sind **ängstliche und depressive Symptome** die charakteristischen Merkmale der **Anpassungsstörungen**. Häufig tritt auch ein gemischtes Bild auf, aus depressiver Verstimmung, Angst und großer Besorgnis, mit dem Alltag nicht mehr zurechtzukommen.

8.3 Was ist konkret zu tun?

Bei **Trauma und Traumafolgestörung** sind entweder die Ängste, Überaktivität und Rückzugstendenzen im Vordergrund (akute Belastungsreaktion) oder die typischen posttraumatischen Symptome mit Intrusionen der traumatischen Erlebnisse sowie ebenfalls häufig Überaktivität und Rückzugs- bzw. Vermeidungsverhalten (PTBS).

Entscheidend für die Diagnostik und das weitere therapeutische Vorgehen ist **der direkte Zusammenhang zu einem traumatischen Erlebnis und der Zeitpunkt des Auftretens der Traumasymptomatik** nach dem Trauma. Somatische Traumata sollten etwa bei Unfällen nicht übersehen werden, um mögliche Risiken für eine Lebensgefährdung richtig bewerten zu können.

Als **erster Schritt der Diagnostik** ist auch hier eine gründliche körperliche Untersuchung des Patienten vorzunehmen. Wenn im Vorfeld nicht schon passiert, sollten sich Laboruntersuchung, Drogenscreening und EKG als weitere Diagnostik anschließen.

Ist eine somatische Ursache ausgeschlossen, kann der Arzt sich ganz auf die Abklärung der **psychischen Traumasymptomatik** konzentrieren. Eine gute **psychopathologische Befunderhebung** ist entscheidend, um durch Einschätzung der Bewusstseinslage, der Orientierung, der Kognition, der Wahrnehmung und des Denkens, des Antriebes und der Stimmungslage die Symptome einer psychiatrischen Erkrankung besser einordnen zu können.

Bei der **akuten Belastungsreaktion** kann die Medikation mit **Benzodiazepinen** (Lorazepam 1–2,5 mg als Einzeldosis) zwar vorübergehend eine Erleichterung der ängstlichen Symptomatik bringen, sie sollte aber vorsichtig und nur kurzfristig eingesetzt werden, da eine Verschlechterung und Chronifizierung der posttraumatischen Symptome bei längerfristiger Medikation mit Benzodiazepinen auftreten kann.

Ob das **„Debriefing"**, die Frühintervention zur Prävention bzw. Verhinderung einer Traumafolgestörung bei der **akuten Belastungsreaktion** hilfreich ist, wird derzeit eher kritisch beurteilt. Das Debriefing ist ein mehrstufiges Gesprächsmodell und soll einige Tage nach dem traumatisierenden Erlebnis durchgeführt werden, wenn kognitive Bewältigungsmechanismen erkennbar sind. Die Studien zeigen für diese Frühintervention allerdings widersprüchliche Ergebnisse, zum Teil konnten auch Verschlechterungen der Symptomatik festgestellt werden (Frommberger u. Maercker 2014). Die Guidelines des Britischen National Institute for Clinical Excellence spricht keine Empfehlung für die routinemäßige Anwendung dieser Frühintervention aus. Derzeit wird dagegen bei Fällen ohne weitere Komorbidität die Strategie des **„watchful waiting"** empfohlen, die regelmäßige Kontrolltermine mit supportiven Gesprächsangeboten vorsieht.

Bei Patienten mit vorbestehender psychiatrischer Komorbidität und bei Patienten mit vorhandenen **PTBS-Symptomen** nach einem traumatischen Ereignis, das bereits 3 Monate zurückliegt, werden traumaspezifische kognitiv-behaviorale Frühinterventionen empfohlen.

Liegt das traumatische Ereignis schon länger als 3 Monate zurück und wird eine **PTBS** diagnostiziert, ist zur Behandlung primär eine traumaspezifische Psychotherapie zu empfehlen. Für **traumaspezifische kognitiv-behaviorale Interventionen und das Eye Movement Desensitization and Reprocessing (EMDR)** konnte hier der größte Wirksamkeitsnachweis gezeigt werden.

Bei der EMDR-Methode werden mit dem Trauma assoziierte Bilder und Wahrnehmungen oder Gefühle mit einer bilateralen sensorischen Stimulation über Augenbewegungen, auditive oder taktile Stimulation bearbeitet, bis die Belastung zurückgeht. Den Therapien ist gemeinsam, dass die Exposition mit dem traumatischen Ereignis im Zentrum steht (z. B. Narrative Expositionstherapie NET).

Anders ist das Vorgehen bei den interpersonellen Typ-II-Traumata, etwa bei Traumatisierungen in der Kindheit und bestehender Borderline-Persönlichkeitsstörung. Hier steht die Therapie der Borderline-Persönlichkeitsstörung im Vordergrund, die auch psychotherapeutisch ist, aber nicht primär auf das Trauma, sondern auf dysfunktionale Persönlichkeitsmuster fokussiert (z. B. Schematherapie oder Übertragungsfokussierte Psychotherapie).

Sollten die psychotherapeutischen Interventionen keine deutliche Verbesserung bringen oder werden diese von Beginn an abgelehnt, sollte eine medikamentöse Therapie angeboten werden. Bei einer **PTBS** sind, wie bei Angststörungen und depressiven Störungen, Serotoninwiederaufnahmehemmer (SSRI) zur pharmakologischen Behandlung indiziert. Derzeit sind die beiden SSRIs **Paroxetin** und **Sertralin** zugelassen (in Deutschland nur Paroxetin). Auch für die dual wirksamen **Venlafaxin (SNRI) und Mirtazapin (NaSSa)** gibt es positive Ergebnisse. Auf keinen Fall sollten aber **Benzodiazepine** gegeben werden, die zu einer Chronifizierung der Symptomatik führen können. Zu bedenken ist, dass die Dosis der SSRIs zu Beginn eher

Tab. 8.3: Therapie der akuten Belastungsstörung und der Posttraumatischen Belastungsstörung (PTBS)

Störungen	Therapien	Besonderheiten
Akute Belastungsstörung	Psychotherapeutische Interventionen: Gesprächsangebote, „watchful waiting"	kein „Debriefing"
	Pharmakologische Interventionen: evtl. Benzodiazepine (Lorazepam)	Benzodiazepine nur zur kurzfristigen Behandlung
PTBS	Psychotherapeutische Interventionen: Traumaspezifische kognitiv-behaviorale Psychotherapien, Eye Movement Desensizitation and Reprocessing (EMDR)	Therapie der ersten Wahl, v. a. bei Typ-I-Traumata
	Pharmakologische Interventionen: SSRI (Paroxetin, Sertralin)	Zu Beginn geringere Dosis, später höher dosieren und länger behandeln. Keine Benzodiazepine

niedrig gehalten werden soll, um häufige Nebenwirkungen in der Behandlung der PTBS zu vermeiden.

Die Patienten sollten auch darüber aufgeklärt werden, dass der Wirkeintritt der SSRIs wesentlich später auftreten kann als in der Behandlung der depressiven Störung. Auch der vorgegebene Behandlungszeitraum sollte mit bis zu 2 Jahren eher länger gewählt werden als bei der Depression. Dies ist den Patienten gut zu kommunizieren, um Therapieabbrüche zu verhindern und die Compliance zu verbessern.

In *Tab. 8.3* sind die psychotherapeutischen und pharmakologischen Therapien der **akuten Belastungsreaktion** und der **PTBS** zusammengefasst.

Trotz erfolgreicher Therapiemöglichkeiten bei der PTBS ist ein vollständiges Verschwinden der Symptomatik häufig nicht zu erreichen. Sollten die Traumasymptome aber deutlich reduziert und das Trauma als ein vergangenes und unabänderliches Geschehen akzeptiert werden können, ist viel erreicht und die Lebensqualität der Patienten meist schon deutlich gebessert (Frommberger u. Maercker 2014).

8.4   Wie ist die therapeutische Haltung?

Auch bei der therapeutischen Haltung kann zwischen **Typ-I-Traumata und Typ-II-Traumata** unterschieden werden.

Bei **Typ-I-Traumata (Unfall, Gewalterleben, sexueller Übergriff)** als einzelnes Ereignis stehen die **Scham- und Schuldgefühle** der Patienten besonders im Vordergrund. Aus diesem Grund sollte hier besonders **vorsichtig und behutsam** vorgegangen werden. Häufig werden traumatische Ereignisse zunächst gar nicht oder nur ansatzweise berichtet. Die Symptomatik kann dann falsch als Angststörung oder depressive Störung eingeschätzt werden.

Manchmal liegen die traumatischen Ereignisse auch einige Zeit zurück, und es ist schon erfolglos versucht worden, diese selbst und ohne therapeutische Hilfe zu bewältigen. Scham- und Schuldgefühle entstehen auch durch Gedanken und Fantasien, das Ereignis (je nach Situation) möglicherweise zu einem gewissen Teil selbst mitverantwortet zu haben. Nur durch ein äußerst sensibles Vorgehen wird dem Patienten der Raum gegeben, das Unfassbare mit jemandem zu teilen.

Im Unterschied zu depressiven Störungen soll nicht nur empathisch daraufhin gewiesen werden, Stress auslösende Situationen und Umgebung zu meiden, sondern es sollte einfühlsam betont werden, dass auch das Tempo und der Fortschritt des therapeutischen Vorgehens ganz beim Patienten liegt. Die Kontrolle über die Entwicklung der therapeutischen Beziehung und der Behandlung sollte so weit wie möglich dem Patienten übergeben werden – gerade weil durch das traumatische Ereignis das Gefühl von Hilflosigkeit so umfassend und lähmend für alle Betroffenen sein kann.

Konfrontierende Interventionen jeglicher Art sollten deshalb in der ersten Zeit nicht angewandt werden. Durch den sich ergebenen sicheren Raum in der therapeutischen Beziehung wird die Grundlage für geeignete psychotherapeutische Interventionen (und Medikamente) geschaffen.

Bei **Typ-II-Traumata,** insbesondere bei den häufig vorkommenden **interpersonellen Traumata von sexueller und körperlicher Gewalterfahrungen in der Kindheit,** die häufig bei **Persönlichkeitsstörungen** auftreten, ist diese Haltung allein nicht ausreichend, sondern kann den Behandlungserfolg sogar gefährden. Auch durch die sich wiederholenden Traumata (z. B. bei sexuellen Übergriffen von nahen Bezugspersonen) entwickeln sich in der Entwicklung komplizierte und dysfunktionale Beziehungsmuster, die sich zwischen Patient und Therapeut in der Krise häufig reaktivieren.

Der Arzt und Therapeut sieht sich in der Notfallsituation nicht selten **massiver Wut** ausgesetzt, die auch dann ausgelöst werden kann, wenn ganz vorsichtig und empathisch vorgegangen wurde. Diese Wut in der Interaktion ist symptomatisch für die **Borderline-Persönlichkeitsstörung** und wird in der Regel durch einfühlsames und zurückhaltendes Intervenieren allein nicht besser. **Traumatisierte Patienten mit Borderline-Persönlichkeitsstörung** werden auch weiter verunsichert durch diese therapeutische Haltung. Hier geht es im Gespräch darum, bei einer empathischen Grundhaltung auch vermehrt aktiv strukturierende und konfrontierende Elemente einzubauen.

Das **dialektische Vorgehen** in der Behandlung von Patienten mit Borderline-Persönlichkeitsstörung hat sich bewährt (Bohus 2002). Beide Seiten sollten in der Kommunikation Platz haben und im günstigen Fall kombiniert werden: das verstehende und gewährende Element wie auch das auffordernde und eingrenzende. Fehlt eines dieser beiden Elemente in der Kommunikation, wird die Behandlung voraussichtlich nicht erfo greich verlaufen. Wird die Wut der Patienten einerseits rasch zurückgegeben, weil sie als bedrohlich empfunden wird und Angst auslöst, wird sich die Behandlung entweder in Richtung Zwangsbehandlung zuspitzen oder sie wird ganz abgebrochen. Wird die Wut andererseits ausgeblendet und vom Therapeuten ignoriert, wird das Agieren und das therapieschädigende Verhalten insgesamt eher noch zunehmen.

Die **Traumata** sollten innerhalb einer laufenden störungsspezifischen Behandlung in einem stabilen Zustand gezielt bearbeitet werden. In Notfallsituationer sollten die traumatischen Ereignisse, wenn sie thematisiert werden, aufgenommen und das natürliche Verständnis für die schwierige Situation ausgedrückt werden, was angesichts der häufig erdrückenden Erlebnisse in der Vergangenheit nicht schwerfallen dürfte.

9 Notfallmedikation

Tab. 9.1: Notfallmedikation

Medikamente	Indikation/Dosierung	Bemerkung
Alprazolam (Xanax)	**Depressive Störung/ Angststörung:** 0,5–2 mg, bis 8 mg pro Tag	bei starken Ängsten zusätzlich zur antidepressiven Medikation für wenige Wochen
Amisulprid (Solian)	**Schizophrenie/ Psychose:** initial 200 mg, 400– 800 mg, bis 1 000 mg pro Tag	sehr gut wirksames Antipsychotikum, NW: EPS
Aripiprazol (Abilify)	**Schizophrenie/ Psychose:** 5–10 mg initial, bis 30 mg pro Tag	nebenwirkungsarmes Antipsychotikum, auch für die ambulante Therapie geeignet
Buprenorphin (Subutex)	**Opioidentzugsbehandlung/Substitution:** initial 4–8 mg, bis zu einer maximalen Tagesdosis von 24 mg (sublingual)	Vorteile bei komorbider Depression und in der Schwangerschaft
Chlorprothixen (Truxal)	**Angst, Erregung, innere Unruhe/Cannabisentzug:** mehrmals täglich 15 mg, bis 50 mg	auch als Reservemedikation geeignet

Tab. 9.1: Notfallmedikation (Forts.)

Medikamente	Indikation/Dosierung	Bemerkung
Diazepam (Valium)	**Angst, Erregung, innere Unruhe:** 5–10 mg, bis 40 mg pro Tag	**Depressive Störung:** für die akute Phase als zusätzliche Medikation geeignet, nach Remission Dosis wieder ausschleichen wenn möglich;
	Alkoholentzug: 10 mg oral alle 6 Stunden	**Alkoholentzug:** über 3–5 Tage sollte die Medikation wieder ausgeschlichen und abgesetzt werden
Duloxetin (Cymbalta)	**Depressive Störung/ Angststörung:** 60 mg, bis 120 mg pro Tag	gut wirksames duales Antidepressivum
Escitalopram (Cipralex)	**Depressive Störung/ Angststörung:** 5 mg initial, 10–20 mg pro Tag	SSRI, gut wirksames Antidepressivum, relativ nebenwirkungsarm
Lorazepam (Temesta)	**Angst, Erregung, innere Unruhe/ Depressive Störung:** 1–2,5 mg, bis 10 mg pro Tag	**Depressive Störung:** Für die akute Phase als zusätzliche Medikation geeignet, nach Remission Dosis wieder ausschleichen wenn möglich

Tab. 9.1: Notfallmedikation (Forts.)

Medikamente	Indikation/Dosierung	Bemerkung
Olanzapin (Zyprexa)	**Schizophrenie/ Psychose/Akute aggressive Erregung:** 10 mg initial, bis 30 mg pro Tag bei der Schizophrenie	gut wirksames Antipsychotikum, NW: Gewichtszunahme bei längerfristiger Einnahme
Methadon ((R,S)-Methadon)	**Opioidentzugsbehandlung/Substitution:** am ersten Tag 10–20 mg, Wiederholung alle 2–4 Stunden. Eine Gesamtdosis von 50 mg sollte in den ersten 24 Stunden nicht überschritten werden	bei Patienten mit Methadonsubstitution richtet sich die Anfangsdosis nach der täglich eingenommen Opioiddosierung
Mirtazapin (Remeron)	**Depressive Störung/ Angststörung:** initial 15 mg, bis 45 mg pro Tag	Sehr gut wirksames duales Antidepressivum (NaSSa); Sedation und Gewichtszunahme als Nebenwirkungen
Paroxetin (Deroxat)	**Posttraumatische Belastungsstörung:** 20 mg bis 40 mg pro Tag	SSRI, gut verträgliches Antidepressivum, zugelassen zur Behandlung der PTBS
Risperidon (Risperdal)	**Schizophrenie/ Psychose/Akute aggressive Erregung:** 2 mg initial, Aufdosieren auf 6–8 mg pro Tag	gut wirksames Antipsychotikum, NW: EPS bei hohen Dosierungen

Tab. 9.1: Notfallmedikation (Forts.)

Medikamente	Indikation/Dosierung	Bemerkung
Sertralin (Zoloft)	**Depressive Störung/ Posttraumatische Belastungsstörung:** initial 50 mg, bis 200 mg pro Tag	SSRI, gut verträgliches Antidepressivum, zugelassen zur Behandlung der PTBS
Thiamin (Beneva®)	Alkoholentzugs- behandlung	parenterale Gabe von Thiamin (Benerva®) bei Patienten mit zusätzlichen, alkoholbedingten amnestischen Störungen wird empfohlen
Venlafaxin (Efexor)	**Depressive Störung/ Angststörung:** initial 75 mg, Aufdosierung bis 225 mg pro Tag	sehr gut wirksames duales Antidepressivum (SNRI), NW: innere Unruhe, Hypertonie möglich

Literatur

Agid O, Foussias G, Singh S, Remington G (2010). Where to position clozapine: re-examining the evidence. Can J Psychiatry 55: 677–684

Baldessarini RJ, Tondo L, Viguera AC (1999). Discontinuing lithium maintenance treatment in bipolar disorders: risks and implications. Bipolar Disord 1: 17–24

Bandelow B, Lichte T, Rudolf S et al. (2015). The German guidelines for the treatment of anxiety disorders. Eur Arch Psychiatry Clin Neurosci 265: 363–373

Berrino A, Ohlendorf P, Duriaux S et al. (2011). Crisis intervention at the general hospital: an appropriate treatment choice for acutely suicidal borderline patients. Psychiatry Res 186: 287–292

Bertolote JM, Mello-Santos Cd, Botega NJ (2010). Detecting suicide risk at psychiatric emergency services. Rev Bras Psiquiatr 32 Suppl 2: S87–95

Blaesi S, Gairing SK, Walter M et al. (2015). Safety, therapeutic hold, and patient's cohesion on closed, recently opened, and open psychiatric wards. Psychiatr Prax 42: 76–81

Bock T (2009). Umgang mit psychotischen Störungen. Psychiatrieverlag, Köln

Bohus M (2002). Borderline-Störung. Hogrefe Verlag, Göttingen

Boyer EW, Shannon M (2005). The serotonin syndrome. New Engl J Med 352: 1112–1120

Brieden T, Ujeyl M, Naber D (2002). Psychopharmacological treatment of aggression in schizophrenic patients. Pharmacopsychiatry 35: 83–89

Bronisch T (2007). Der Suizid: Ursachen, Warnsignale, Prävention. C.H. Beck, München

Brunner E, Tohen M, Osuntokun O et al. (2014). Efficacy and safety of olanzapine/fluoxetine combination vs fluoxetine monotherapy following successful combination therapy of treatment-resistant major depressive disorder. Neuropsychopharmacology 39: 2549–2559

Bryan CJ, Rudd MD (2006). Advances in the assessment of suicide risk. J Clin Psychol 62: 185–200

Bschor T (2014). Lithium in the treatment of major depressive disorder. Drugs 74: 855–862

Chan EW, Taylor DM, Knott JC et al. (2013). Intravenous droperidol or olanzapine as an adjunct to midazolam for the acutely agitated patient: a multicenter, randomized, double-blind, placebo-controlled clinical trial. Ann Emerg Med 61: 72–81

Cipriani A, Furukawa TA, Salanti G et al. (2009). Comparative efficacy and acceptability of 12 new-generation antidepressants: a multiple-treatments meta-analysis. Lancet 373: 746–758

Daumann G, Gouzoulis-Mayfrank E (2015). Amphetamine, Ecstasy und Designerdrogen. In: Bilke-Hentsch O, Gouzoulis-Mayfrank E, Klein M (Hrsg.). Sucht: Risiken – Formen –Interventionen. Kohlhammer, Stuttgart

Dilling H, Mombour W, Schmidt MH (2013). Internationale Klassifikation psychischer Störungen: ICD-10 Kapitel V (F) Klinisch-diagnostische Leitlinien, Weltgesundheitsorganisation. 9. Aufl., Huber, Bern

Eyer F, Pfab R, Felgenhauer N, Strubel T, Saugel B, Zilker T (2011). Clinical and analytical features of severe suicidal quetiapine overdoses – a retrospective cohort study. Clin Toxicol (Phila) 49: 846–853

Fiedler P (2007). Persönlichkeitsstörungen. 6. Aufl., Beltz, Weinheim

Fischer G, Riedesser P (1999). Lehrbuch der Psychotraumatologie. 2. Aufl., Ernst Reinhardt, München

Folstein MF, Folstein SE, McHugh PR (1975). „Mini Mental State" A practical method for grading the cognitive state of patients for the clinician. Journal of Psychiatric Research 12: 189–198

Frogley C, Taylor D, Dickens G et al. (2012). A systematic review of the evidence of clozapine's anti-aggressive effects. Int J Neuropsychopharmacol 15: 1351–1371

Frommberger U, Maercker A (2014). Posttraumatische Belastungsstörung. In: Vorderholzer U, Hohagen F (Hrsg.). Therapie psychischer Erkrankungen, State of the Art. 9. Aufl., Urban & Fischer, München/Jena

Fusar-Poli P, Borgwardt S, Bechdolf A et al. (2012). The psychosis high-risk state. Archives of general psychiatry 70: 1–14

Gaynes BN, West SL, Ford CA et al. (2004). U.S. Preventive Services Task Force. Screening for suicide risk in adults: a summary of the evidence for the U.S. Preventive Services Task Force. Ann Intern Med 140: 822–835

Glaesmer H, Matern B, Rief W et al. (2015). Traumatization and posttraumatic stress disorder: Effect of type and number of traumatic experiences. Nervenarzt 86: 800–806

Gogol M (2008). Das Delir im höherem Lebensalter Z Gerontol Geriat 41: 431–439

Goldberg DP, Fawcett J (2012). The importance of anxiety in both major depression and bipolar disorder. Depress Anxiety 29: 471–478

Gouzoulis-Mayfrank E, Scherbaum N (2013). Drogenabhängigkeit. In: Vorderholzer U, Hohagen F (Hrsg.). Therapie psychischer Erkrankungen, State of the Art. 8. Aufl., Urban & Fischer, München/Jena, S. 39–52

Gunderson JG (2011). Clinical practice. Borderline personality disorder. N Engl J Med 364: 2037–2042

Guzzetta F, Tondo L, Centorrino F et al. (2007). Lithium treatment reduces suicide risk in recurrent major depressive disorder. J Clin Psychiatry 68: 380–383

Haukka J, Suominen K, Partonen T et al. (2008). Determinants and outcomes of serious attempted suicide: a nationwide study in Finland, 1996–2003. Am J Epidemiol. 167: 1155–1163

Herpertz SC, Zanarini M, Schulz CS et al. (2007). WFSBP Task Force on Personality Disorders; World Federation of Societies of Biological Psychiatry (WFSBP). World J Biol Psychiatry 8: 212–244

Hinkelbein J, Genzwürker H (2011). Notfallmedizin. 2. Aufl., Thieme, Stuttgart

Hockberger RS, Rothstein RJ (1988). Assessment of suicide potential by nonpsychiatrists using the SAD PERSONS score. J Emerg Med 6: 99–107

Huhn M, Tardy M, Spineli LM et al. (2014). Efficacy of pharmacotherapy and psychotherapy for adult psychiatric disorders: a systematic overview of meta-analyses. JAMA Psychiatry 71: 706–715

Inouye SK, Schlesinger MJ, Lydon TJ (1999). A multicomponent intervention to prevent delirium in hospitalized older patients. N Enl J Med 340: 669–676

Jones PB, Barnes TR, Davies L et al. (2006). Randomized controlled trial of the effect on Quality of Life of second- vs first-generation antipsychotic drugs in schizophrenia: Cost Utility of the Latest Antipsychotic Drugs in Schizophrenia Study (CUtLASS 1). Arch Gen Psychiatry 63: 1079–1087

Jungfer HA, Schneeberger AR, Borgwardt S et al. (2014). Reduction of seclusion on a hospital-wide level: successful implementation of a less restrictive policy. J Psychiatr Res 54: 94–99

Kardels B, Beine KH, Wenning F (2003). Psychiatric emergency cases in Hamm/Westfalen. Fortschr Neurol Psychiatr 71: 129–134

Kessler RC, Berglund P, Demler O et al. (2005). Lifetime prevalence and age-of-onset distributions of DSM-IV disorders in the National Comorbidity Survey Replication. Arch Gen Psychiatry 62: 593–602

Kiviniemi M, Suvisaari J, Isohanni M et al. (2013). The characteristics and outcomes of hospitalised and outpatient-treated first-onset schizophrenia patients: a 5-year register linkage study. Int J Clin Pract 67: 1105–1112

Krakowski MI, Czobor P (2014). Depression and impulsivity as pathways to violence: implications for antiaggressive treatment. Schizophr Bull 40: 886–894

LaBode V, Sher L (2011). Suicide prevention in older men: do medical professionals know enough? Aust N Z J Psychiatry 45: 1094

Lang U (2013). Innovative Psychiatrie mit offenen Türen. Springer Verlag

Lebowitz MS, Ahn W-k (2014). Effects of biological explanations for mental disorders on clinicians' empathy. PNAS 111: 17789

Lehle B (2003). Suizidalität im psychiatrischen Alltag – Hilfestellungen zur Einschätzung. Psychiatrie 3: 22–25

Leucht S, Cipriani A, Spineli L et al. (2013). Comparative efficacy and tolerability of 15 antipsychotic drugs in schizophrenia: a multiple-treatments meta-analysis. Lancet 382: 951–962

Leucht S, Hierl S, Kissling W et al. (2012). Putting the efficacy of psychiatric and general medicine medication into perspective: review of meta-analyses. Br J Psychiatry 200: 97–106

Liechti M (2015). Novel psychoactive substances (designer drugs): overview and pharmacology of modulators of monoamine signalling. Swiss Med Wkly 145: w14043

Maercker A (2009). Symptomatik, Klassifikation und Epidemiologie. In: Maercker A (Hrsg.). Posttraumatische Belastungsstörungen. 3. Aufl., Springer, Heidelberg, S. 13–32

Maercker A, Forstmeier S, Wagner B et al. (2008). Post-traumatic stress disorder in Germany. Results of a nationwide epidemiological study. Nervenarzt 79: 577–586

Mahler L, Jarchov-Jadi I, Montag C et al. (2014). Das Weddinger Modell. Resilienz- und Ressourcenorientierung im klinischen Kontext. Psychiatrieverlag

Mann JJ, Apter A, Bertolote J et al. (2005). Suicide prevention strategies: a systematic review. JAMA 294: 2064–2074

McBride O, Teesson M, Hasin D et al. (2009). Further evidence of differences in substance use and dependence between Australia and the United States. Drug Alcohol Depend 100: 258–264

Meltzer HY (2005). Suicide in shizophrenia, clozapine, and adoption of evidence-based medicine. J Clin Psychiatry 66: 530–533

Miller WR, Rollnick S (2009). Motivierende Gesprächsführung. 3. unveränd. Aufl., Lambertus-Verlag, Freiburg i. Br.

Müller D, Desel H (2013). Common causes of poisoning – etiology, diagnosis and treatment. Dtsch Arztebl Int 110: 690–700

Nemeroff CB, Heim CM, Thase ME et al. (2003). Differential responses to psychotherapy versus pharmacotherapy in patients with chronic forms of major depression and childhood trauma. Proc Natl Acad Sci USA 100: 14293–14296

Nordentoft M, Mortensen PB, Pedersen CB (2011). Absolute risk of suicide after first hospital contact in mental disorder Arch Gen Psychiatry 68: 1058–1064

Petitjean S, Ladewig D, Meier CR et al. (2007). Benzodiazepine prescribing to the Swiss adult population: results from a national survey of community pharmacies. Int Clin Psychopharmacol 22: 292–298

Pompili M, Rihmer Z, Gonda X et al. (2012). Early onset of action and sleep-improving effect are crucial in decreasing suicide risk: the role of quetiapine XR in the treatment of unipolar and bipolar depression. Riv Psichiatr 47: 489–497

Richter D (2012). Verbale Aggressionen in psychiatrischen Einrichtungen – Zusammengefasste Ergebnisse eines Forschungsprojekts. Psych Pflege heute 18: 13–17

Rudd MD, Bryan CJ, Wertenberger EG et al. (2015). Brief cognitive-behavioral therapy effects on post-treatment suicide attempts in a military sample: results of a randomized clinical trial with 2-year follow-up. Am J Psychiatry 172: 441–449

Schmid R (2007). Drogentests: Möglichkeiten und Grenzen. In: Beubler E, Haltmeyer H, Springer A (Hrsg.). Opiatabhängigkeit. Interdisziplinäre Aspekte für die Praxis. 2. Aufl., Springer, Wien New York

Selye H (1974). Stress without Distress. Lippinicott, Philadelphia

Sollberger D, Lang UE (2014a). Psychiatry with open doors. Part 1: Rational for an open door for acute psychiatry. Nervenarzt 85: 312–318

Sollberger D, Lang UE (2014b). Psychiatry with open doors. Part 2: Therapeutic challenges. Nervenarzt 85: 319–325

Soloff PH, Fabio A (2008). Prospective predictors of suicide attempts in borderline personality disorder at one, two, and two-to-five year follow-up. J Pers Disord 22: 123–134

Steinert T, Eisele F, Goesner U et al. (2008). Successful interventions on an organisational level to reduce violence and coercive interventions in in-patients with adjustment disorders and personality disorders. Clin Pract Epidemiol Ment Health 4: 27

Stoffers JM, Völlm BA, Rücker G et al. (2012). Psychological therapies for people with borderline personality disorder Cochrane Database Syst Rev 8: CD005652

Tarrier N, Taylor K, Gooding P (2008). Cognitive-behavioral interventions to reduce suicide behavior: a systematic review and meta-analysis. Behav Modif 32: 77–108

Tiihonen J, Lönnqvist J, Wahlbeck K, Klaukka T, Niskanen L, Tanskanen A, Haukka J (2009). 11-year follow-up of mortality in patients with schizophrenia: a population-based cohort study (FIN11 study). Lancet 374: 620–627

Toffol E, Hätönen T, Tanskanen A, Lönnqvist J, Wahlbeck K, Joffe G, Tiihonen J, Haukka J, Partonen T (2015). Lithium is associated with decrease in all-cause and suicide mortality in high-risk bipolar patients: A nationwide registry-based prospective cohort study. J Affect Disord 183: 159–165

Walter M, Gouzoulis-Mayfrank E (2014). Psychische Störungen und Suchterkrankungen. Kohlhammer, Stuttgart

Walter M, Lang UE (2015). "When I'm rushing on my run" – the novel psychoactive substances. Swiss Medical Weekly 145: w14091

Walter M, Wiesbeck GA (2009). Pharmakotherapie von Abhängigkeits- und Entzugssyndromen. Ther Umsch 66: 449–457

Wittchen HU, Heinig I, Beesdo-Baum K (2014). Anxiety disorders in DSM-5: an overview on changes in structure and content. Nervenarzt 85: 548–552

Wolfersdorf M, Vogel R, Vogl R et al. (2014). AG „Suizidalität und Psychiatrisches Krankenhaus". 40 years in-patient suicide research of the working group „Suicidality and the psychiatric hospital". Psychiatr Prax 41: 331–335

Register